Endlich mehr Sport

Das Geheimnis der Dranbleiber

Torsten Pretzsch

ISBN-10: 153313460X
ISBN-13: 978-1533134608

INHALT

EIN PAAR WORTE VORAB...

"Man kann die Welt oder sich selbst ändern. Das Zweite ist schwieriger." (Mark Twain)

Nimmst du dir regelmäßig vor, mehr Sport zu machen? Einige Male klappt das auch ganz gut, doch dann kommen Job und Familie, Termine und Projekte dazwischen und schon ist es wieder vorbei mit der Bewegung? Kennst du das? Und das wiederholt sich womöglich auch noch alle paar Monate in schöner Regelmäßigkeit?

Wenn du deine Gesundheit und dein Wohlbefinden in letzter Zeit hinter deinen beruflichen und privaten Verpflichtungen angestellt hast, dann hältst du das richtige Buch in der Hand. Dabei weißt du natürlich, dass Sport dir gut tut, schaffst es aber trotzdem nicht, es dauerhaft durchzuziehen.

Ich bin mir sicher, dass dieses Buch es dir möglich macht, mehr Schwung in dein Leben zu bringen. Selbst wenn deine berufliche und private Belastung dir kaum Zeit für sportliche Aktivitäten lässt oder du zum jetzigen Zeitpunkt vielleicht noch gar keine rechte Lust auf Bewegung verspürst.

Dieses Buch zeigt dir, wie du wirklich in die Gänge kommst und dauerhaft einen sportlichen Lifestyle führst. Nutze die Tipps & Tricks, um deinen Alltag zu optimieren und gehe Schritt für Schritt zu deinem Ziel: Endlich mehr Sport!

Wenn du die im Buch beschriebenen Methoden anwendest, wirst du das Geheimnis der Dranbleiber lüften. Für mehr Lebensqualität und mehr Erfolg durch ein aktiveres und sportlicheres Leben.

Nicht zu vergessen - die beste Begleitung zum Buch ist es, selbst aktiv zu werden. Schaue doch mal unter **www.endlich-mehr-sport.de/bonus** vorbei und sichere dir kostenlos unter anderem das 24-tägige Trainingsprogramm als ideale Ergänzung zu diesem Buch.

Ach übrigens - Sportler duzen sich. Also duze ich dich! Du bist doch Sportler, oder willst es zumindest werden?! Also legen wir los…

Torsten Pretzsch
Januar   2016

Wie alles begann und wie mein Weg auch dir hilft

ICH MÜSSTE MEHR SPORT MACHEN

"Er lebte im Trott und hielt das für Konsequenz." (Dr. Michael Rumpf, deutscher Lehrer)

Als letztens in deiner Firma der Aufzug defekt war und du mit deinen Kollegen nach der Mittagspause, die drei Stockwerke zu deinem Büro hochgehen musstest, hast du es wieder wahrgenommen - diese Atemnot, als du schließlich hechelnd oben angekommen bist. Doch nicht nur du hast das bemerkt, auch die hübsche Kollegin aus der Buchhaltung stellte mit einem mitleidigen Lächeln fest: "Du schnaufst ja wie eine Lokomotive, fit bist du wohl schon lange nicht mehr?" Blöde Tussie - war dein erster Gedanke. Die hat aber auch gut reden, die geht nach knapp 8 Stunden im Büro sehr pünktlich nach Hause. Und dadurch hat sie mehrmals die Woche Zeit für Joggen. Und Yoga macht sie auch noch, wie sie schon einige Male betont hat. Auch einen Halbmarathon ist sie schon gelaufen. Respekt! Nun ja - man sieht es ihr aber auch an. Ihr Körper ist blendend in Schuss.

Bei dir sieht das mittlerweile etwas anders aus. Nicht nur die Atemnot ist ein Zeichen deiner Unfitness, auch einen Bauchansatz kannst du nicht mehr verleugnen. Deine Freundin betont zwar bei jeder passenden und unpassenden Gelegenheit, dass sie das ganz sympathisch findet. Doch meint sie das wohl nicht wirklich so. Schließlich himmelt sie die durchtrainierten Typen bei ihr im Fitnessstudio auch immer an.

Dabei brauchst du wirklich niemanden anderes, um zu bemerken, dass es mit dir bergab geht. Nicht nur körperlich, auch geistig. Vorbei die schöne Zeit der Unbeschwertheit, nun ist Beruf und Karriere angesagt und dementsprechend der Ernst des Lebens. Und der Alltag - auch wenn du dienstlich nicht selten unterwegs bist. Du kommst regelmäßig spät und gestresst, müde und ausgelaugt vom Büro nach Hause, schiebst dir hungrig etwas zwischen die Zähne und widmest dich schnell und halbherzig deinen häuslichen Pflichten. Später landest du - wie eigentlich jeden Abend - mit deinem Smartphone und deinem Feierabend-Bier bewaffnet auf der Couch vor dem TV.

Für Sport bleibt in deinem Leben jedenfalls keine Zeit mehr. Dein Beruf hat klar die Priorität Eins in deinem Leben und ein Privatleben hast du auch, wo soll da die Zeit zum Sport herkommen? Dabei liegt es nicht daran, dass du Sport nicht magst. Im Gegenteil als Teenager warst du mit Spaß und auch mit einigem Erfolg im Sportverein aktiv und hast es geliebt. Doch das ist lange her. Heute hast du ab und zu und besonders am Jahresbeginn kurze Phasen, wo du mal wieder Sport treibst. Das hält aber jeweils nur sehr kurz an und dann holt dich die Hektik deines Alltags wieder ein.

"Ich müsste mehr Sport machen." ist der Leitspruch deines Lebens geworden.

Torsten Pretzsch

VORBEI DIE SCHÖNE ZEIT –
DER ERNST DES LEBENS SCHLÄGT ZU

"Jede Anstrengung, die wir unternehmen, verrät etwas über uns selbst." (Lisz Hirn)

Sieht so oder so ähnlich dein Leben aus? Dann mache dir keine Sorgen. So ging es mir auch. Wobei - natürlich machst du dir Sorgen. Schließlich hast du noch viele Jahre zu arbeiten und dein Rücken schmerzt jetzt schon regelmäßig. Wie dem auch sei - so sah es bei mir vor einigen Jahren auch aus...

Zum Jahreswechsel 2008 reifte in mir die Erkenntnis, dass es so in meinem Leben nicht weiter gehen konnte. Ich arbeitete regelmäßig zu viel, ernährte mich schlecht, war Raucher und weit weg vom Fitnesslevel, welches ich als Hobby-Tennisspieler Jahre zuvor hatte.

Doch da war noch etwas anderes. Eine latente Unzufriedenheit mit meinem Leben machte sich breit und damit verbunden eine Antriebslosigkeit, um daran etwas zu ändern. Sport fand fast nur noch im Fernsehen statt und die wenigen Male, bei denen ich mich dazu aufraffte, hatten weniger mit Vergnügen und viel mehr mit Qual zu tun. Ich hatte völlig die Lust und den Spaß an der Bewegung verloren.

Mit Schrecken denke ich an ein Erlebnis auf dem Mountainbike. Mit drei Freunden fuhren wir zum Männer-Wochenende an den Gardasee, um dort ein paar Touren in wunderschöner Umgebung zu unternehmen. Gesagt, getan - schließlich war ich nicht das erste Mal dort. Aber wohl konditionell noch nie so schlecht drauf.

Es war für den frühen Zeitpunkt im Jahr sehr heiß. Schon die ersten Meter des ersten Anstieg ließen mich wie eine Dampflok schnaufen und nach einer Zigarette verlangen. Oder besser ich verfluchte eher in diesem Moment die letzten Schachteln gewaltig. Dabei behauptete ich bei jeder passenden oder unpassenden Gelegenheit, dass Rauchen purer Genuss ist und ich das gern tat.

Meine Freunde hatten mich bereits nach wenigen Höhenmetern abgehängt und der Frust stieg mit wachsendem Abstand. Was war nur aus mir geworden? Sport spielte in meinem Leben immer eine große Rolle. Als Kind probierte ich viel aus, spielte Fußball und Handball, ehe ich mit Tennis meinen Sport fand. 15 Jahre rannte ich der gelben Filzkugel mit viel Spaß und wenig Erfolg hinterher. Was mir aber mangels sportlichen Ehrgeiz nur wenig ausmachte. Ich wollte nie der Beste sein, sondern hatte Spaß an der Bewegung und an dem persönlichen Fortschritt.

Spaß, den ich in diesem Moment im Anstieg am westlichen Gardasee längst verloren hatte. Wieso tue ich mir das hier eigentlich an? Ich könnte jetzt bei einem Weißbier am See die Aussicht und das Leben genießen. Statt dessen fluche ich bei jedem Tritt in die Pedale und der Abstand zu den selbst nicht super fitten Freunden wächst immer mehr. Erst einmal Pause und trinken - ich kann nicht mehr und schwitze wie ein...

Wann habe ich eigentlich meine bescheidene Fitness verloren? Es muss wohl irgendwann nach dem Ende des Studiums gewesen sein. Ich zog damals endgültig nach München und begann zu arbeiten. Gehört sich schließlich so. Und es war auch eine spannende Zeit. Endlich nicht mehr lernen, sondern machen; endlich etwas Geld in der Tasche. In einer kleinen Firma konnte ich mich als Ingenieur ausleben. So hatte ich mir den Einstieg in das Berufsleben vorgestellt. Da ist es nur logisch, dass Privatleben und körperliche Fitness etwas kürzer treten mussten. Schließlich war ich am Abend - nach Stunden geistiger Arbeit meist viel zu müde für Bewegung. Und die wenigen Tennis-Freunde, die ich in München hatte, waren in ähnlicher Situation und so ergab sich auch kein Match.

Zurück zum Gardasee - die Freunde rollten den Berg zu mir herunter und musterten mich misstrauisch. Ob ich eine Panne habe oder mein Rad streike, fragten sie. Nein - die Technik war in Ordnung. Ich war es, der hier versagte. Das sagte ich ihnen natürlich nicht: "Alles ok - hab wohl gestern was schlechtes gegessen und bin heute nicht so fit.", war meine miese Ausrede. Ich erntete skeptische und mitleidige Blicke und wir fuhren schweigend weiter.

Mit jedem Jahr der Berufstätigkeit wurden die sportlichen Aktivitäten seltener. Im Sommer hin und wieder eine Runde mit dem Rad in den Biergarten oder eben zweimal im Jahr ein langes Wochenende in den Bergen; im Winter ab und zu Skifahren mit dem dazugehörigen Einkehrschwung - das war es auch schon an sportlicher Betätigung. Der Rest meines Bewegungsradius fand zwischen Job, Couch und den Kneipenbesuchen mit Freunden am Wochenende statt. Sport gab es dabei jede Menge - aber eben nur im TV…

Und die Konsequenz spürte ich nun im Anstieg am Gardasee - einen Anstieg, der gefühlt nie endete. Schon wieder lagen einige hundert Meter zwischen mir und den Freunden. Ich fluchte, aber ich wollte nicht aufgeben. Störrisch und mit hochrotem Kopf trat ich eisern in die Pedale. Stoppte alle paar Meter zum kurzen Durchschnaufen und schob mich weiter in atemberaubender Geschwindigkeit einer Schnecke den Berg hinauf.

Endgültig zur Nummer 1 wurde mein Job nach einem Wechsel des Arbeitgebers, um die bescheidene Karriere zu befeuern. Plötzlich wurde aus einem normalen Ingenieursjob ein Job mit 50-60 Stunden Arbeit die Woche und zusätzlich einem zweistündigen Arbeitsweg täglich. Mit jeder Menge Reisetätigkeit und einem Projekt, was in Zeiten der Finanzkrise einem Himmelfahrtskommando gleich kam. Auch hier war es der Ehrgeiz, der meine Kollegen und mich antrieb. Und das Pflichtbewusstsein, denn das hatten mir meine Eltern beigebracht: "Pflicht erfüllen. Jeden Tag zur Arbeit gehen. Malochen und funktionieren - auch als Ingenieur. So ist das im Leben!" Der Spaß war schnell weg und mit ihm schwand die Zufriedenheit. Wo war die Unbeschwertheit der Jugend, wo der Frohsinn? Das war also der Ernst des Lebens, von dem meine Eltern immer erzählten. Toll?! Ich wurde negativ, sarkastisch und unzufrieden - mein Glas immer halb leer.

Leer war ich auch längst auf den letzten Metern des Anstiegs. Locker plaudernd warteten die Freunde auf der Anhöhe (einen Gipfel konnte man das nicht nennen). Ich war am Anschlag, am Ende und als ich oben angekommen war, fiel ich förmlich vom Rad. Mein gesamtes Frühstück, das Zuckerwasser und die zusätzlichen Müsliriegel, die ich mir reingeschoben hatte, bahnten sich ihren Weg nach draußen. Die Kotzgrenze war überschritten. Die Reaktion meiner Freunde: Ungläubige Blicke verbunden mit der Frage, ob ich ok bin. Als sie bemerkten, dass es tatsächlich nur Erschöpfung war, wurde aus ungläubigen Blicken ein Schmunzeln und im weiteren Verlauf des Tages (und auch der Folgemonate) Hohn und Spott. Danke auch! Recht hatten sie aber...

Torsten Pretzsch

DER WEG ZUR EINSICHT

"Die Einsicht in die Notwendigkeit ist der halbe Erfolg." (Klaus Ender)

Dieses Erlebnis hat sich eingebrannt - so sollte es nicht weiter gehen. Doch wie sollte ich es ändern? Bei einer stressigen Inbetriebnahme beim Kunden lernte ich einen Kollegen kennen. Er hatte deutliches Übergewicht und saß jeden Abend - genau wie ich - beim Griechen mit Bier und den entsprechenden reichhaltigen Speisen. Das Gewicht der Waage hatte längst auch bei mir die daraus resultierende Richtung eingeschlagen.

An einem dieser Abende kamen wir auf das Thema Sport zu sprechen. Zögernd erzählte er, wie er in den Neunzigern einer der besten Österreicher im Triathlon gewesen war und auch einige Ironman mit Spitzenzeiten absolviert hatte. Ich spitzte meine Ohren - Triathlon! Wie gebannt schaute ich jedes Jahr den Bildern aus Hawaii zu. Was für Athleten - die es schaffen 3,8 Kilometer zu Schwimmen, um dann 180 Kilometer Rad zu fahren und schließlich auch noch einen Marathon zu laufen. Für mich eine unvorstellbare und nahezu unmenschliche Leistung - aber auch unheimlich faszinierend. Faris Al-Sultan und Norman Stadler - die deutschen Helden der 2000-er Jahre waren mir sehr geläufig. Sonst kannte ich keinen aktiven Triathleten.

Mein Kollege kam langsam in Fahrt und schwärmte weiter von früher und sagte auch, dass der Einstieg mit einer kurzen Distanz für jeden machbar sei. Und wenn er das mit seinen 20 kg Übergewicht sagt, wird da was dran sein. Vielleicht sollte ich es auch mal probieren. Er wollte auch wieder beginnen - der Tribut an Familie und Job hatte ihm die zusätzlichen Kilos beschert und die müssten wieder weg.

Warum nicht? Und so meldete ich mich in einem kurzen Anflug von Übermut für einen Volkstriathlon an. Einen Triathlon – 400 m Schwimmen, 20 km Radfahren und 5 km Laufen?! Ich, der sich gerade einmal so mit Brustschwimmen über Wasser halten kann. Ich, der nichts außer ein schweres und altes Mountainbike besaß und ich, für den 15 Minuten am Stück zu joggen, ein Ding der Unmöglichkeit war. Doch es waren noch gut 4 Monate Zeit und so trabte ich los und stand im Mai 2008 beim Münchner Stadttriathlon am Start.

Der Weg dahin war allerdings nicht so leicht, wie es klingt. Meine Raucherlunge in Verbindung mit der nicht vorhandenen Kondition und den überflüssigen Kilos auf den Rippen machten vor allem das Laufen zur Qual. Anfangs versuchte ich eisern zu laufen, doch irgendwann wechselte ich zwischen Laufen und Gehen. Erst dadurch stellten sich schnell Fortschritte ein und das war der Motivation sehr zuträglich - denn vor den 5 Kilometer Laufen am Schluss hatte ich die meiste Angst.

Das geringste Problem war das Rad. Auch wenn es zu diesem Zeitpunkt Winter war und an Radfahren (damals) nicht zu denken, die 20 Kilometer würde ich schaffen. Skeptischer war ich beim Schwimmen. Ich hatte erst mit 10 überhaupt Schwimmen gelernt und Wasser war nie mein Element. Kraulen konnte ich nicht, da bekam ich nicht einmal zwei Armzüge ohne abzusaufen hin. Und Brustschwimmen kannte ich so, dass man den Kopf immer sehr weit aus dem Wasser recken musste - so wie es die Hausfrauen tun, die ihre Frisur nicht nass machen wollen. Die Haare waren bei mir nicht das Problem, die Technik war jedoch mies und nach wenigen Bahnen schmerzte der Nacken. Irgendwann schaute ich mir an, wie man richtig schwimmt und schaffte so schließlich auch die 400 m bei meinem ersten Triathlon.

Was soll ich sagen – es hat Spaß gemacht und letzter wurde ich auch nicht. Im Gegenteil, da waren durchaus nicht wenige hinter mir. Und nun? Wie weiter? Erst einmal nachdenken. Im Sommer 2008 setzte ich mich dafür allein auf das Rad und fuhr in knapp zwei Wochen die Elbe entlang. So etwas hatte ich noch nie gemacht und diese „Reise zu mir selbst" veränderte mich hin zu einem sportlicheren   Leben.

REISE ZU MIR SELBST

"Was du heute denkst, wirst du morgen tun." (Leo Tolstoi)

Bei dem einen war es der Jakobsweg, bei mir eben der Weg von Cuxhaven in die sächsische Schweiz. Knapp 1000km bestens ausgebauter Radweg lagen vor mir. Der Triathlon hat mir genug Selbstvertrauen gegeben, dass ich diese Reise antrat. Eine Mehrtagestour auf dem Rad war Neuland für mich. Und ich war allein. Ganz bewusst hatte ich mich dafür entschieden, ganz allein unterwegs zu sein.

Nicht nur meine Beine und mein Hintern standen die 14 Tage auf den Prüfstand, auch mein Kopf. Ich wollte nachdenken über mich, über mein Leben. Über Glaubenssätze, die sich bei mir eingebrannt hatten. Glaubenssätze, die mir im Weg standen und mich extrem behinderten.

"Ich habe einfach nicht genug Zeit, um regelmäßig Sport zu machen." Ein Satz, den ich gebetsmühlenartig immer sofort parat hatte, wenn es um das Thema Sport ging. Innerlich hieß das übersetzt: "Mir fehlt der Mut, meine Komfortzone zu verlassen. Ich schaffe das doch sowieso nicht. Dafür bin ich zu alt." Mit Mitte 30 - wie lächerlich das doch mit dem Abstand mehrerer Jahre klingt. Damals war es mir ernst und ich hatte keine Zweifel daran.

Zweifel, die auf dem Sattel meines treuen Mountainbikes von Tag zu Tag weniger wurden. Die Schmerzen im Hintern stiegen proportional mit dem Spaß, den ich an der Fahrt hatte. Es war unglaublich, nur das Rad, ich und meine Beine, die dem nächsten Tagesziel entgegen strampelten. Was bedeutet da schon ein schmerzendes Sitzfleisch?

Mit jedem Kilometer, den ich der sächsischen Schweiz näher kam, stiegen das Selbstvertrauen und die Einsicht, dass Sport einfach in mein Leben gehört. Dass ich ihn brauche, um meine Laune hoch zu halten, um zu entspannen und für meine Ausgeglichenheit. Einfach - damit es mir gut geht. Am Ende der 12 Tage war ich stolz. Eine Reise an der Elbe entlang ist keine sportliche Höchstleistung, kein wildes Abenteuer und bedeutete mir dennoch so unendlich viel. Ich hatte mir bewiesen, dass ich es immer noch kann und am meisten war ich stolz darauf, dass ich jeden Tag ein bisschen schneller wurde und auch ein paar Kilometer weiter fuhr. Glücklich hatte ich es bewiesen - ich kann es und es tut mir gut! Meine Umgebung registrierte meine beginnende Veränderung mit Wohlwollen.

ZAHLE LEHRGELD –
IN VIELERLEI BEZIEHUNG

"Die Erfahrung ist zweifellos die beste Lehrmeisterin, aber das Lehrgeld ist sehr hoch." (Françoise Sagan)

Die Erkenntnis war nach der Reise da, der Ehrgeiz geweckt und ich legte im kommenden Jahr richtig los. Aus 5 Laufkilometern mit viel Mühe wurden 10, die Zeiten wurden dabei fast von Woche zu Woche besser. Ich leistete mir mein erstes günstiges Triathlonrad und war stolz. Das Rad habe ich noch heute. Mit jeder Trainingseinheit fiel es mir leichter und längst war Sport Routine geworden. Einigen kleineren Wettkämpfen folgte der erste olympische Triathlon (1,5km Schwimmen, 40km Radfahren, 10km Laufen) und im Herbst der erste Halbmarathon.

Bei dem lernte ich auch erstmals den Mann mit dem Holzhammer kennen. Hoch ambitioniert und viel zu schnell lief ich los, nur um zwei Kilometer vor dem Ziel kurz vor dem Kollaps zu stehen: Rien ne va plus - nichts geht mehr. Oder fast nichts, denn wenn die Beine müde sind, muss der Kopf die Arbeit verrichten und ich schleppte mich mit langsamen Schritten ins Ziel. Geschafft und wieder was gelernt!

Die Lernkurve blieb auch im kommenden Jahr hoch. Vieles habe ich auf dem weiteren Weg richtig gemacht, doch einiges auch völlig falsch. Ein großer Fehler lag in der anfänglichen Euphorie. Stunde um Stunde sportelte ich und wenn ich nicht sportlich unterwegs war, dann plante ich mein Training und meine sportlichen Aktivitäten. Ich war Feuer und Flamme und vergaß dabei meine Mitmenschen. Ich lebte völlig gefangen in meiner eigenen Welt – ein großer Fehler! Denn was ist das Leben ohne liebe Menschen um einen herum? Zum Glück waren Familie und

Freunde nicht nur nach einiger Zeit mächtig genervt, sondern auch sehr ehrlich zu mir. Und zum Glück habe ich gerade noch rechtzeitig die Kurve bekommen.

Noch etwas habe ich gelernt - zu früh zu viel zu wollen, kann eine unschöne Erfahrung sein. Das Highlight in dieser zweiten Saison sollte ein Mitteldistanz-Triathlon werden. 2 Kilometer Schwimmen, 80 Kilometer Radfahren und 20 Kilometer Laufen und das gerade einmal zwei Jahre nachdem ich mich von der Couch erhoben hatte. Und nur wenige Wochen nachdem ich erst das Kraulen gelernt hatte. Definitiv viel zu früh! Ein fitterer Arbeitskollege begleitete mich. Für ihn war das genau der richtige Zeitpunkt.

Anders bei mir - bereits im Wasser merkte ich nach wenigen Metern, dass ich niemals in der Lage war, zwei Kilometer zu kraulen. Egal - ich kann brauchbar Brust schwimmen - aber nicht im Neoprenanzug! Zweimal bekam ich auf der Strecke einen Krampf und musste an die Seite schwimmen. Zum Glück ging das im flachen und schmalen Erlanger Main-Donau-Kanal. Als vorletzter krabbelte ich mit krampfenden Beinen ans Ufer und war heilfroh endlich auf meinem geliebten Rad zu sitzen.

Die anderen waren über alle Berge und so wurden die zwei Runden zur zähen und langweiligen Angelegenheit. Das spärliche Publikum war längst gegangen und so dachte wohl auch eine Katze, dass das Rennen schon vorbei war. Mit einem Affenzahn schoss das Tier aus einem Maisfeld in Richtung der nahen Häuser auf der anderen Straßenseite. Ich fuhr zu diesem Zeitpunkt auf den Triathlon-Lenker liegend mit etwa 30 Sachen und schon reichlich müde die Straße zwischen Maisfeld und Tier entlang. "Gilt rechts vor links auch für Katzen?", schoss es mir noch durch den Kopf und ich fuhr schnurstracks über das arme Vieh, taumelte wie mit 2-Promille im Blut und stürzte schließlich der Länge nach. Die Katze - wohl noch mit mehreren ihrer sieben Leben gesegnet - rappelte sich auf und lief davon. Ich tat es ihr nach, richtete mein leicht verbeultes Rad und fuhr die restlichen wenigen Kilometer in die zweite Wechselzone. Dort wurde ich schon sehnlichst erwartet, schließlich wollten die Helfer Feierabend machen. Es war wohl nur noch ein gutes Dutzend Athleten auf der Radstrecke.

Mit großem Geschrei kamen mir gleich mehrere Helfer entgegen und nahmen mir das Rad ab. Was denn da passiert wäre? Ich schaute sie erst fragend an und dann auf mein Bein, welches blutüberströmt war. Das hatte ich in der Aufregung gar nicht wahr genommen. Die Wunde musste unbedingt versorgt werden, aber ich wollte doch noch einen Halbmarathon laufen. Das Sani-Zelt befand sich einen guten Kilometer entfernt im Zielbereich. Also trabte ich los - die Schmerzen waren einigermaßen erträglich.

Zu allem Übel kam mir noch mein Kollege entgegen gelaufen. Er war auf absolutem Bestzeitkurs und ging gerade auf seine letzte Laufrunde. Da würde er wohl ewig im Ziel auf mich warten müssen. Ich musste erst einmal zur Versorgung meiner Wunden. Der Sanitäter schaute sich die Wunde an und versorgte sie in aller Ruhe und mit entsprechender Sorgfalt. Heeeey - ich war noch im Rennen! Wirklich? Als ich nach gefühlt endlosen Minuten das Zelt verließ, war die Motivation auf den Nullpunkt gesunken. Das Adrenalin hatte meinen Körper verlassen und die Schmerzen gepaart mit unendlicher Müdigkeit und dem Gedanken an einen einsamen Halbmarathon ließen mich aufgeben. Keine Ahnung - ob ich das überhaupt geschafft hätte. Gut wäre es sicher nicht gewesen.

Mit diesem Erlebnis war die Erkenntnis verbunden, dass ich nichts übers Knie brechen und lieber erst einmal kleinere Brötchen backen sollte. Langsam, behutsam und dadurch verletzungs- und auch sturzfrei steigerte ich mich in den nächsten Jahren. Schritt für Schritt ging es ohne weitere Katastrophen und Rückschläge voran. Eine für mich unglaublich gute Bestzeit im Halbmarathon, der erste äußerst erfolgreiche Marathon, die erste gelungene Mitteldistanz im Triathlon und weitere wunderschöne Wettkämpfe ließen mich dann irgendwann zu den Sternen greifen.

EIN TRAUM WIRD WAHR

"Immer ist der Erfolg von der entsprechenden Vorbereitung abhängig." (chinesische Weisheit)

7 Jahre nach meinem sportlichen Wiedereinstieg sieht meine Welt ganz anders aus. Wobei eigentlich falsch – ich wohne noch in der gleichen Stadt, habe die gleiche Wohnung und arbeite auch in der gleichen Firma. Äußerlich also wenig Veränderung, doch ich habe mich verändert und das nicht zu knapp. Sport gehört zu meinem Leben wie Atmen und ich habe eine schier unerschöpfliche positive Lebenseinstellung. Ich habe mir sportliche Träume erfüllt, lief zwei Marathon und als absolutes Highlight absolvierte ich 2014 in Roth einen Langdistanz-Triathlon, also 3,8km Schwimmen, 180km Radfahren und 42km Laufen.

Roth war mein Traum, seit ich 2009 den Triathlon einmal als Zuschauer erlebte. Unglaublich, was da in der beschaulichen fränkischen Provinz los ist. Mehr als 3000 Athleten und rund eine viertel Million Zuschauer machen den längsten Tag des Jahres zu einer einzigen Party. Einer Party, bei der der Erste genauso angefeuert wird, wie der, der kurz vor Mitternacht als Letzter ins Ziel kommt.

Hier einmal am Start sein und ins Ziel kommen - ein Traum vieler Triathleten. Doch schon die Einzeldistanzen lösen eher Kopfschütteln, als Respekt aus. Mut macht der Gedanke an die einzelnen Distanzen ganz sicher nicht. Ganz schön durchgeknallt und für einen Normalo wie mich nicht erreichbar. Oder?

Am Morgen des 20.Juli 2014 schritt ich mit meinem Trainingskollegen Freddy, der längst Freund und eine Art Mentor geworden war, im Morgengrauen in Richtung Schwimmstart. Eine irre Stimmung - die Athleten gingen größtenteils in sich gesunken und schweigend am Kanal entlang. In der Luft lag nicht nur die pure Anspannung, sondern eine unheimliche Energie. Meine Aufregung der letzten Tage hatte sich auf diesem Weg gelegt. Ich war bereit - sowas von bereit! Mehrere Jahre hatte ich anfangs unbewusst und später ganz direkt auf diesen Tag hin trainiert, hatte Kraulen gelernt und spulte Tausende Kilometer auf dem Rad und in Laufschuhen ab. Die letzten drei Monate vor Roth habe ich sogar unbezahlten Urlaub vom Job genommen. Ich wollte es wissen - wollte es mir, meiner Familie und meinen Freunden beweisen.

Wie ruhig und gelassen ich kurz vor dem Start war, merkte ich, als mir beim Aufpumpen das Ventil abbrach. Statt panisch umher zu rennen, reparierte ich in aller Seelenruhe mein Rad. Nichts sollte mich aufhalten und wir waren früh genug dran, um nicht in Hektik zu geraten. Irgendwann wurde meine Startgruppe aufgerufen und ich begab mich mit den anderen Startern in den Kanal. Der Vorteil an Roth sind die relativ kleinen Startgruppen. Das Schwimmen würde nicht, wie bei vielen anderen Rennen, in einer einzigen Klopperei enden. Kraulen hatte ich mittlerweile natürlich gelernt und trotzdem war da eine gewisse Unsicherheit. Noch nie im Leben war ich 3,8 Kilometer am Stück geschwommen.

Der Startschuss ertönte und los ging es. Das Gute an einer Langdistanz - man weiß, dass es ein sehr langer Tag werden würde und verspürt keine Eile. Zug um Zug schwamm ich durch den Kanal und war irgendwann am Ziel. Es ging eigentlich ganz flott und fühlte sich richtig locker an. Beim Ausstieg entdeckte ich die ersten bekannten Gesichter und mit Vorfreude schwang ich mich aufs Rad.

Längst war ich nicht mehr der, der nahezu als letztes aus dem Wasser kroch. Und so macht auch das Radfahren mehr Spaß und in Roth ganz besonders. Eine irre

Stimmung begleitet die Starter in jedem Dorf und ein Highlight jagt auf der Strecke das nächste. Das pure Vergnügen und man ist permanent damit beschäftigt, nicht zu schnell zu fahren. Es war schließlich noch ein weiter Weg. Immer wieder entdeckte ich in der Masse auch Bekannte und ein sehr guter Freund war mit seiner Kamera gefühlt überall. Ich bin ihm heute noch unendlich dankbar dafür.

So verflog Kilometer um Kilometer auf dem Rad und irgendwann biegt man in Hilpoltstein um eine Kurve und steht vor einer Wand - einer Wand aus tausenden Menschen. Wie bei der Tour-de-France wird jeder Athlet durch ein extrem enges Spalier den Berg hinauf gebrüllt. Am Fuße dieser Wand überholte ich eine Amerikanerin und grinste ihr mit gerecktem Daumen entgegen. In ihrer Euphorie schrie sie mir zu: "Hell - that's why I'm here!" und schon verschluckte uns die Menschenmasse, um uns oben unversehrt und voller Adrenalin und Energie wieder auszuspucken. Unglaublich - Gänsehaut und Freudentränen, das volle Programm! Und das sollte nicht zum letzten Mal an diesem Tag so sein.

Die zweite Runde wurde zäh, die Mittagshitze kroch über die Strecke und die Müdigkeit in den Beinen breitete sich langsam aus. Essen und Trinken in regelmäßigen Abständen, so hielt ich meinen Geist wach und fuhr schließlich in die zweite Wechselzone. Und das nahezu auf die Minute - so, wie ich es mir im Idealfall ausgerechnet hatte. Die sensationellen Helfer unterstützen einen beim Umziehen, dabei hatte ich es doch nun wahrlich nicht besonders eilig. Flott würde es beim abschließenden Marathon nicht werden. Wenn ich in der größtenteils optimalen Vorbereitung irgendwo Schwierigkeiten hatte, dann beim Laufen. Meine Achillessehne mochte es nicht, wenn ich das Laufpensum zu schnell steigerte. In Roth war sie brav und so trabte ich los, nur um nach wenigen Metern zu stoppen. Meine ganze Familie stand am Rand und Zeit für einen dankbaren kurzen Plausch musste sein. Schließlich waren sie vorher noch nie bei einem meiner Triathlon dabei gewesen. Der Stolz war meinem Vater anzusehen, meine Mutter dagegen hatte natürlich eher Angst um meine Gesundheit. So fit sah ich offensichtlich nicht mehr aus.

Nach wenigen Kilometern hatte ich meinen Rhythmus gefunden. Es lief gut, trotz der großen Hitze, die ich eigentlich nicht mag. Natürlich war alles längst weit weg von locker und flockig, aber Gehpausen gönnte ich mir nur an den Verpflegungsstellen. So schön die Radstrecke in Roth ist, die Laufstrecke ist es nicht. Natürlich gibt es ein paar gute Stimmungsnester, aber der Großteil der Strecke geht auf staubigen Kies kilometerlang am Kanal entlang - natürlich ohne jeden Schatten. Das zermürbt und das ist Teil der Show. Ich freute mich irgendwann auf die Halbmarathonmarke. Dort gab es ein solches Stimmungsnest und dort warteten auch wieder meine Familie und weitere Freunde. Die Beine waren schwer geworden, noch funktionierte jedoch der Kopf. Ich ließ mir viel Zeit, hielt zweimal zu einem kurzen Plausch an und irgendwas in mir wollte gar nicht mehr weiter. War es der innere Schweinehund, den ich die Monate vorher rigoros Stubenarrest gegeben hatte? Keine Ahnung - wie sagte Oliver Kahn so schön "poetisch": "Weiter, immer weiter…" Also trabte ich wieder los.

Doch nicht lang und die schwindende Energie im Körper machte sich nun auch im Kopf breit. Ab jetzt war es Willenssache und so zwang ich mich abwechselnd einen Kilometer zu joggen und einen Kilometer zu wandern. Eins war mir nämlich zu diesem Zeitpunkt längst klar - ins Ziel werde ich es in jedem Fall schaffen, wenn ich keine

Dummheiten mehr machte! Und das war schließlich das Ziel - selbiges überhaupt zu erreichen! Also einen Kilometer gejoggt, auf das Piepsen der Uhr gewartet und einen Kilometer stramm gewandert, bis die Uhr sich wieder meldete. Irgendwann braute sich über uns ein Gewitter zusammen und es begann zu regnen. Bei fast 30 Grad eigentlich äußerst angenehm, doch mit nur noch einem Rest Energie im Körper kam ich sogar ins Frösteln. Also noch mehr Verpflegung, auch wenn es längst schwer fällt, Cola und Isogetränk im Wechsel und so kam ich langsam aber sicher aus der Krise raus. Bei Kilometer 35 wartete wieder mein Freund mit der Kamera auf mich und wir liefen gemeinsam Richtung Roth. Körperlich war ich noch gut drauf, lief verhältnismäßig flott, wenn ich denn lief. Der Kopf und die mangelnde Energie waren meine Begrenzer. Egal - die letzten Kilometer durch Roth schaffte ich auch noch und dann kam der rote Teppich. Dort wartete auch wieder meine Familie. Das kleine Stadion der Träume - ich hatte es geschafft! Man kann es nicht wirklich beschreiben, was einem in diesen Momenten durch den Kopf geht. Alles und doch nichts - der Blick ist Tränen verschleiert und so lief ich mit einem Freudenschrei ins Ziel! Unglaublich, ich hatte es tatsächlich geschafft!

Sieben Jahre nachdem die Einsicht über die Trägheit siegte, hatte ich mir meinen Traum erfüllt. Doch damit längst nicht genug, denn da gibt es noch weitere erfüllte Lebensträume. Ich war in Australien und den USA, fuhr mit meiner Familie Ballon, nahm ein dreimonatiges Sabbatical und wurde – fast schon nebenbei – in meiner Firma zur Führungskraft. Und das, obwohl mein Arbeitspensum mittlerweile deutlich geringer ausfällt. Dass ich irgendwann auf diesem Weg auch das Rauchen aufgab, dürfte selbsterklärend sein.

Wenn ich als Normalo mein Leben so verändern kann,

dann kannst du das auch. Dieses Buch soll dir auf diesem Weg eine Hilfe sein. Einem Weg der keineswegs am Zielkanal von Roth enden muss, aber garantiert in einem aktiverem und in jeder Hinsicht besseren Leben. Mein Glas wurde auf diesem Weg halb voll. Aus dem sarkastischen und unzufriedenen Mitdreißiger wurde ein optimistischer Vierzigjähriger - meine Midlife Krise kam wohl etwas früh. Aber eben gerade recht! Auch der österreichische Kollege, der mir damals von seinen vergangenen Erfolgen berichtet hat, ist wieder aktiv und fit wie fast zu besten Zeiten und mischt auf Kurzdistanzen regelmäßig seine Altersklasse auf. Und es lacht längst auch keiner der Freunde vom damaligen Ausflug zum Gardasee mehr. Jedenfalls nicht über meine fehlende Fitness…

AUF EINEN BLICK

- Nimmst du dir regelmäßig vor, mehr Sport zu machen?
- Du scheiterst immer wieder an der Regelmäßigkeit?
- Du hast einfach keine Zeit für mehr Sport? Familie und Beruf hat Vorrang!
- Du kommst schon beim Treppen steigen außer Atem?
- Du bist auf dem besten Weg, Übergewicht zu bekommen oder hast es bereits?

Sport ist ein Kraftstoff für ein besseres Lebens. Dabei muss gar nicht der Leistungsgedanke im Mittelpunkt stehen. Du darfst dich mit anderen messen, du musst es aber nicht. Werde wieder Kind – der Spaß an der Bewegung steht im Vordergrund.

Nimm ein Notizbuch zur Hand und beantworte folgende Fragen:

- Was macht dein Leben lebenswert?
- Wo steht der Sport in deinem Wertesystem?
- Welche Gründe für Sport gefallen dir besonders? Nenne die 3 wichtigsten Gründe.
- Woran denkst du zuerst, wenn du wieder fitter bist?

Praxisübung:

Hole dir eine Schrittzähler-App für dein Smartphone und miss deine Schritte. 7000 Schritte sollten es am Tag sein, besser sind 9000. Mache dazu täglich nach der Arbeit mindestens einen zehnminütigen Spaziergang.

Torsten Pretzsch

Warum auch du
mehr Sport machen solltest

GUTE GRÜNDE FÜR MEHR SPORT

„Der Sport verhält sich zum Alltag wie das Heilige zum Profanen. "
(Peter Sloterdijk)

Soweit meine Geschichte und man erkennt , dass es nicht die Umstände sind, die dein "Keine Zeit für Sport"-Mantra predigen. Es bist du. Ich weiß – das ist einfach zu lesen, aber nicht einfach zu verstehen. An Glaubenssätzen rüttelt man nicht gern und auch die Komfortzone, sei sie auch noch so unbequem, verlässt man nur ungern. Falls du noch nicht so ganz überzeugt bist, dann ist das aktuelle Kapitel vielleicht das richtige für dich.

"Vorteile von Sport" liefert ungefähr 22.200.000 Ergebnisse in der Google-Suche. Keine Angst, wir werden nicht jeden einzelnen davon betrachten. Die Tatsache, dass "Nachteile von Sport" nur auf ungefähr 957.000 Ergebnisse kommt, dürfte Beweis genug sein. Was sind also die wichtigsten Gründe für Sport?

Sicher kannst du mir jetzt auch sofort drei Gründe für Sport nennen. Sofort. Aus dem Stegreif. Ohne nachdenken. Trotzdem machst du dauerhaft noch keinen Sport. Woran das liegt? Schauen wir uns die Gründe doch einmal genauer an.

Freue dich, denn Sport führt zu besserer Laune, macht glücklich und zufrieden! Der Grund liegt an den Endorphinen. Sicher hast du schon etwas davon gehört. Diese Glückshormone durchfließen beim Sport im verstärkten Maße deinen Körper und das führt dazu, dass du hinterher meist ein breites Grinsen im Gesicht hast. Vor allem bei Ausdauersportarten wie Schwimmen, Radfahren oder Laufen. Verstärkt wird dieser Effekt noch durch den

Botenstoff Serotonin, der beim Sport vermehrt ausgeschüttet wird. Wer sich regelmäßig bewegt, fühlt sich zufriedener. Gerade in der heutigen Zeit, wo Bewegung bei den meisten Menschen absolute Mangelware ist, ein wichtiger Fakt. Wie gut ist da Sport gerade in der Natur. Du kannst deinen Alltag hinter dir lassen und deine Gedanken haben jetzt Sendepause - Erholung pur. Bewegung ist wichtig für dein Wohlbefinden und führt zu einem produktiveren, kreativeren und positiverem Leben. Und das ist der Grund für Optimismus und gute Laune.

Hast du dich schon einmal richtig aufgeregt und bist dann vor Wut zum Sport gegangen? Du bist also dem Ärger davon gelaufen? Das funktioniert – sehr gut sogar und nach dem Training hat sich der Ärger in Luft aufgelöst. Sport killt deine Stresshormone! Adrenalin, Cortisol und Noradrenalin sind Hormone, die in dir Stress verursachen. Durch aktive Bewegung werden diese verstärkt abgebaut und dein Geist entspannt sich. Diesen Effekt spürst du am besten nach einem anstrengenden Arbeitstag. Wenn du statt auf die Couch in deine Sportschuhe schlüpfst, wirst du gleich viel entspannter sein. Durch regelmäßige Bewegung hältst du dein Gleichgewicht. Sport lässt dich abschalten, baut den Stress ab und macht dich insgesamt ausgeglichener. Übrigens funktioniert das viel besser, als stundenlang vor dem Fernseher zu entspannen. Sport tut auch deiner Seele gut.

Wir Menschen sind geboren, um uns zu bewegen. Deshalb ist Sport und Bewegung die Voraussetzung für ein gesundes Leben. Du hast zudem die Nase voll von ständigen Erkältungen? Dann stärke dein Immunsystem durch regelmäßigen Sport. Es ist erwiesen, dass Menschen, die mehrmals pro Woche joggen gehen, deutlich seltener erkältet sind. Bewegung bringt dein Herz-Kreislaufsystem in Schwung und es werden mehr Killerzellen zur

Erkältungsabwehr gebildet. Der Volksmund hat also Recht, wenn er sagt: Sport härtet ab. Aufpassen muss man jedoch nach besonders harten Trainingseinheiten. Gerade da steigt die Anfälligkeit für Erkältungen - der sogenannte Open-Window-Effekt lädt Viren ein. Sofortiges Umziehen nach dem Sport hilft dem Vorzubeugen. Doch nicht nur dein Immunsystem profitiert von Sport. Ab dem 40.Lebensjahr sinkt die Stabilität und Belastbarkeit deiner Knochen. Dieser Alterungsprozess wird durch mangelnde Bewegung noch um ein Vielfaches verstärkt. Gleiches gilt für Knorpel, dem Stoßdämpfer für die Gelenke. Auch hier führt Bewegung dazu, dass dein Gelenkverschleiß reduziert wird. Laufen ist demnach ganz sicher nicht schlecht für die Gelenke - im Gegenteil. Doch hier gilt wie für vieles im Leben - die Dosis macht das Gift.

Regelmäßige Bewegung macht dich stark und gibt dir Kraft und Ausdauer. Kein Hecheln mehr nach dem Steigen von nur wenigen Treppenstufen, kein quälender Schmerz beim Heben eines Wasserkastens. Ein Effekt, der im zunehmendem Alter immer mehr an Bedeutung gewinnt, da man durch regelmäßige Bewegung seine biologische Uhr um einige Jahre zurückdrehen kann. Beim Sport tankt dein Körper Sauerstoff in deutlich erhöhtem Maße und kann so deine Organe mit zusätzlicher Energie versorgen. Dein Stoffwechsel wird angeregt, die Durchblutung steigt, die Fettverbrennung läuft auf Hochtouren, dein Herzmuskel wird gestärkt und alle sonstigen Muskeln wachsen. Und das noch lange über das Ende der sportlichen Aktivität hinaus. Du fühlst dich fitter und belastbarer. Nur beim Sex kannst du deinen Körper so sehr spüren wie bei intensiver Bewegung. Du findest deine persönlichen Grenzen und verschiebst diese durch regelmäßigen Sport.

Viele denken beim Thema Sport sofort an Abnehmen und eine bessere Figur. Besonders bei Frauen ist das eines der Hauptargumente für Sport, wie eine repräsentative Studie der GfK Marktforschung Nürnberg im Auftrag des Gesundheitsmagazins „HausArzt-PatientenMagazin" aus dem Jahr 2010 beweist. 32% der befragten Sportlerinnen schwitzen für ihr Aussehen. Und tatsächlich, die stärkere Durchblutung lässt die Haut frischer und straffer aussehen. Verstärkte Muskeln und Fettabbau machen deinen Körper straffer und definierter - die Speckrollen verschwinden. Dein Körpergefühl und deine Haltung verbessern sich. Das Mehr an Muskeln erhöht langfristig auch deinen Energieverbrauch. Denn Muskeln verbrauchen mehr Energie als Fettzellen. Das führt bei gleich bleibender Energiezufuhr zu einer langfristige Gewichtsabnahme, der Hauptpunkt bei erfolgreichen Diäten ohne Jojo-Effekt. Bei regelmäßigem Sport sind Diäten überhaupt ein Fremdwort. Dein erhöhter Grundverbauch lässt deine Kalorienbilanz selbst nach kleinen Sünden im Positiven. Deine Selbstsicherheit und Ausstrahlung steigt und damit auch deine Attraktivität.

Nicht nur dein Körper profitiert von der erhöhten Sauerstoffzufuhr durch Sport. Auch dein Gehirn erfreut sich an der zusätzlichen Sauerstoffdusche. Es schüttet verstärkt das Kreativitätshormon ACTH aus, was deinen Geist weckt, die Konzentration verbessert und somit deine Denkleistung erhöht. Sport sorgt für einen klaren Kopf und du wirst schlauer. Dafür sind Botenstoffe zuständig, die Lern- und Denkprozesse unterstützen. Diese Neurotransmitter verknüpfen in deinem Gehirn verschiedene Wissensgebiete und erhöhen die Speicherleistung. Stehst du vor einer schwierigen Entscheidung? Dann bewege dich! Vom Mehr an Sauerstoff profitiert auch das Frontalhirn - der Teil, wo Entscheidungen getroffen werden. Je mehr Sauerstoff in dein Hirn gelangt, desto klarer sind deine Gedanken. Gerade Wissensarbeiter können durch Sport die Trägheit des Büroalltags abschütteln und werden wesentlich produktiver und effizienter. Viele neue Ideen entstehen erst durch intensive Bewegung. Sport hält dich geistig fit.

Wer ständig unter Strom steht, schläft schlechter. Besonders das Einschlafen fällt schwer. Auch da hilft Sport. Dein Körper ist müde und dein Geist hat den Alltagsstress durch Sport bereits abgebaut. Du schläfst schneller ein und insgesamt auch tiefer und fester. Ein weiterer Grund – durch harte Einheiten habe ich gelernt, wie gut ein Powernap ist. Ein Powernap ist ein kurzer Schlaf, der meist tagsüber ausgeführt wird. Ähnlich dem Mittagsschlaf, den du als Kind schon gehasst hast. Er sollte aber keinesfalls länger als 20 Minuten sein, da man sonst in die Tiefschlafphase abgleitet. Diese kurze Art des Schlafens tut gut und ist Entspannung pur!

Bist du bis jetzt noch nicht überzeugt, so wird dich der nächste Punkt umstimmen - Sport verbessert dein Liebesleben. Sport führt zu einer Zunahme der Sexualhormone und deine Libido wird gestärkt. Wenn das kein Argument ist - Sport macht sexy!

Torsten Pretzsch

SPORT VERÄNDERT DIE PERSÖNLICHKEIT

"Das Lernen ist ein Schleifstein der Persönlichkeit." (Zhu Xi)

Es gibt noch weitere Tatsachen, die für mehr Sport in deinem Leben sprechen. Einige sind ziemlich logisch, andere erkennt man erst auf dem zweiten Blick.

Ohne Motivation kein Sport. Doch hast du dich erst einmal zu regelmäßigem Sport überredet, motivierst du dich auch in anderen Bereichen des Lebens. Egal ob es das Engagement im Job oder das Trainieren neuer Gewohnheiten ist, was im Sport funktioniert, funktioniert auch dort. Diese Zielstrebigkeit lässt deinen inneren Schweinehund von einer ausgewachsenen Dogge zu einem kleinen Schoßhund schrumpfen. Funktioniert bei dir nicht so richtig? In späteren Abschnitten zeige ich dir Möglichkeiten, deinen inneren Schweinehund an die Ketten zu legen. Externe Motivation durch Sport führt in der Regel auch zu mehr Eigenmotivation, die sich positiv auf viele andere Lebensbereiche auswirkt. Lerne also neue Leute kennen und finde Freude am Training in der Gemeinschaft.

Regelmäßiger Sport bringt dir auch mehr Energie. Wie bitte, wirst du dich fragen? Sport macht doch eigentlich müde. Habe wir doch eben erst am Beispiel des Powernap verdeutlicht. Stimmt aber nur im ersten Moment. Auf lange Sicht wird genau das Gegenteil eintreffen. Du spürst eine höhere Energie, leistest in kürzerer Zeit einfach mehr und bist dadurch deutlich produktiver. Sport ist langfristig deine Energietankstelle. Besonders wenn du bereits über viel Energie verfügst, brauchst du den Sport um dich ausgelasteter zu fühlen. Und noch einen äußerst angenehmen Nebeneffekt gibt es – du schiebst deutlich weniger auf. Also starte nicht erst nächste Woche, sondern heute!

Hast du schon einmal beobachtet, wie selbstbewusst Spitzensportler agieren? Beobachte einmal ihre Ausstrahlung, das kannst du auch. Ein stärkerer Körper führt zu einem stärkeren Geist. Doch dazu musst du deine Komfortzone verlassen. Und genau dieses Verlassen der Komfortzone erhöht dein Selbstbewusstsein. Übrigens kannst du das ganz einfach trainieren - am Ende jeder Dusche einfach für einige Sekunden das Wasser auf extrem kalt gestellt. So trainierst du dir eine „ich schaffe das"-Mentalität an, wenn du dir Stück für Stück höhere Ziele setzt und diese dann auch erreichst. Trainiere dementsprechend nicht immer im gleichen Trott, sondern setze dir Ziele, die im ersten Moment durchaus verrückt erscheinen. Dank deines höheren Selbstbewusstseins wirst du dein Ziel erreichen. Ziele werden im Verlaufe des Buches noch eine große Rolle spielen.

Der nächste Grund war für mich der Überraschendste. Du wirst zum Vorbild für andere. Das klappt allerdings nur, wenn du als Vorbild taugst und keinen missionarischen Eifer an den Tag legst. Du sollst nicht über Sport reden, sondern Sport treiben. Unaufgeregt und Tag für Tag. So wirst du zur Inspirationsquelle für Familie, Freunde oder Kollegen und sie bewundern deine Selbstdisziplin.

Ein Beispiel aus meinem Leben – nach vielen Jahren Sport habe ich in meiner Firma einen regelmäßigen Lauftreff ins Leben gerufen. Anfangs waren viele sehr skeptisch, da keiner so viel und lang läuft, wie ich es tue. Auch würde ich doch viel zu schnell sein. Da half auch mein Lieblingsspruch kenianischer Spitzenläufer nichts: „Wer schnell laufen will, muss langsam laufen können." Ein paar Mutige fanden sich dennoch ein und waren begeistert.

Mein Ziel war es nämlich nicht, den Kollegen zu zeigen, was für ein toller Hecht ich bin. Ganz im Gegenteil – mein Ziel war und ist es, zu zeigen, dass Laufen Spaß macht. Und sei es durch regelmäßige Gehpausen. Ich laufe immer mit der oder dem Letzten ins Ziel, egal welches Tempo das auch sein mag. Auspowern kann ich mich an anderen Tagen genug – der Spaß und die Anerkennung der Kollegen ist es mir wert.

ERFOLG IM SPORT = ERFOLG IM BERUFSLEBEN?!

"Es gibt Leistung ohne Erfolg, aber keinen Erfolg ohne Leistung."
(François VI. Duc de La Rochefoucauld)

Über die positiven Effekte von Sport und Bewegung habe ich nun lang und breit berichtet. Sport ist eine Art Wunderpille, die dich körperlich und geistig fit hält. Doch Bewegung hat noch einen weiteren Effekt: Sportler sind auch im Berufsleben häufig erfolgreicher. Eine Studie des Bonner Instituts zur Zukunft der Arbeit (IZA) aus dem Jahr 2009 hat ergeben, dass Jugendliche, die regelmäßig Sport treiben, höhere Bildungsabschlüsse als ihre unsportlichen Alterskollegen erzielen. Für junge Frauen hat Sport zudem den positiven Effekt, dass sie sich im Wettbewerb mit ihren männlichen Kollegen häufiger durchsetzen können. Regelmäßiges Training steigert Disziplin und dein Durchhaltevermögen. Besonders dann, wenn es mal klemmt. Und das kommt im Berufsleben häufig vor. Mit mehr Sport bekommt man den Kopf frei, um eher Licht am Ende des Tunnels zu sehen.

Kann man dadurch die These aufstellen, dass Sport die Basis für Erfolg im Berufsleben ist? Eindeutig beantworten lässt sich das nicht, allerdings gehen Fitness und Erfolg im Job oft Hand in Hand. So auch in meinem Fall. Einige Jahre dümpelte meine berufliche Karriere so vor sich hin. Ich hatte eine gute Ausbildung und einen guten Job als Projektingenieur, aber mir fehlten der Mut und die Entschlossenheit, daraus mehr zu machen und mehr Verantwortung zu übernehmen. Das änderte sich erst, als ich mit Ausdauersport begann. Plötzlich konnte ich Dinge, die ich vorher kaum zu träumen gewagt hatte. So etwas gibt natürlich Selbstvertrauen. Genau dieses Selbstbewusstsein und die gesteigerte Zufriedenheit mit dem eigenen Leben ließ auch die Karriere in Schwung kommen. Disziplin, Beharrlichkeit und Planung helfen eben nicht nur im Sport, um deine Ziele zu erreichen.

Und dann war da noch die Sache mit der Zeit. Ich wollte nun unbedingt einige Stunden Sport in der Woche machen und musste mich dafür besser organisieren. Plötzlich wurde das Thema Zeitmanagement interessant. Ich probierte unheimlich viele Methoden aus, testete hier und da und fand schließlich ein für mich funktionierendes System. Logisch, dass das meine Produktivität auch im Beruf steigerte.

Durch regelmäßigen Sport wird die Wahrnehmung durch andere viel besser. Seit einigen Jahren ist dabei ein Trend zu beobachten, dass Sportlichkeit ein wichtiges Kriterium bei der Jobvergabe ist. Die Schlussfolgerung: Wer seinen Körper in Schuss halten kann, ist auch fit für Projekte. Vorbei die Zeiten als man für die Firma lebte. Das ist Denken von gestern. Heute gelten sportliche Mitarbeiter als zielorientierter, teamfähiger, toleranter und gesundheitlich robuster. Natürlich gibt es je nach Sport ein größeres Verletzungsrisiko. Aber die Fehltage durch Herz-Kreislaufbeschwerden, Rückenschmerzen und psychische Krankheiten sind um ein Vielfaches höher.

WAS MACHEN SPORTLICHE MENSCHEN ANDERS?

"Sport ist ein Spiegel der Seele des Menschen, was ich im Sport bin, bin ich wirklich selbst." (unbekannt)

Warum du unbedingt Sport treiben solltest, haben wir nun geklärt. Aber was machen fitte Leute nun anders, dass es diesen Vorteil unter anderem im Berufsleben gibt? Was hat die bestens trainierte Läuferin im Park, was du nicht hast? Außer der Geschwindigkeit, mit der sie dich gerade lächelnd und spielend leicht überholt hat? Was hat der sportliche Typ im Fitnessstudio, der auch ohne sichtbare Muskelberge die schwierigsten Übungen ausführt? Wo du doch bereits nach 10 Liegestütze die Körperspannung eines nassen Sacks aufweist? Diese Fragen habe ich mir auch lange genug gestellt und nun einige Antworten gefunden, die ich dir natürlich nicht vorenthalten möchte.

Als erstes und wichtigstes - sie haben Freude an der Bewegung. Für sie ist Sport keine Pflicht, sondern Vergnügen. Daher brauchen sie auch viel weniger Motivation, um von der Couch aufzustehen und aktiv zu werden. Motivation kann von außen kommen, wenn man starten will. Will man aber dauerhaft Freude und Spaß am Sport haben, so hilft nur das ganz persönliche innere Verlangen nach Bewegung. Sportliche Menschen haben auch begriffen, dass Fortschritte nicht plötzlich und über Nacht passieren. Es sind Märchen der Fitnessindustrie, die dich in vier Wochen zur Bikinifigur bringen. Nur mit Geduld und Ausdauer wirst du langfristig Erfolg haben. Tut mir Leid, wenn ich dich da jetzt enttäuschen musste. Möchtest du die Disziplin und Willenskraft aufbringen, um Woche für Woche, Monat für Monat und Jahr für Jahr für deine Ziele zu trainieren? Und blockst du die Zeit dafür? Fitte Leute tun das. Sie nehmen sich die Zeit einfach und tragen ihre Trainingszeiten in ihre Kalender ein. Unverrückbar, wie ein Termin bei deinem Kunden. Im Übrigen ist Training eine mentale Geschichte und nicht nur Blut, Schweiß und Tränen.

Sportler sind stets bemüht, sich zu verbessern. Dabei geht es ihnen um die persönliche Verbesserung, nicht um Perfektion. Es gibt nicht die perfekte Methode zum Marathon, für eine Diät oder um das perfekte Sixpack zu bekommen. Es gibt nur deinen Weg und da ist jeder Mensch individuell. Wo das nicht zutrifft, ist der Schlaf. Nur ausgeschlafen, bringst du genug Leistung. Fitte Menschen wissen das und schlafen genug. Doch nicht nur Schlaf ist wichtig, sondern auch Ernährung. Für mich persönlich der schwerste Teil. Sportler ernähren sich gesund und legen darauf ebenso Wert, wie auf ihr regelmäßiges Training.

Dr. Wolfgang Feil hat einen Bestseller darüber geschrieben, was erfolgreiche Sportler anders machen und nennt die von ihm entwickelte F-AS-T-Formel als Grund. F-AS-T steht dabei für Fettstoffwechsel, allgemeine Stabilität und Topleistung im Wettkampf und deckt alle Bereiche der sportlichen Leistungsentwicklung ab. Feil propagiert die Train-Low-Strategie, nach der die Kohlenhydrate verringert werden und das meiste Training im niedrigen Intensitätsbereich stattfinden soll. Außerdem ist eine ausgeprägte Stabilität wichtig. Dafür empfiehlt Dr. Feil funktionales Training mit dem eigenen Körpergewicht. So beugt man Verletzungen vor. Das Immunsystem stärkt man bei der F-AS-T-Formel durch die Zugabe von wichtigen Nährstoffen und Mineralien in ausreichender Menge. Und schließlich will man am Tag X fit sein. Dafür musst du unbedingt in der letzten Woche vor dem Wettkampf das Training reduzieren und - bei einem Ausdauerwettkampf - an den Tagen direkt vor dem

Wettkampf die Kohlenhydratspeicher auffüllen. So stehst du schließlich topfit an der Startlinie.

AUF EINEN BLICK

- Sport macht dich glücklich und zufrieden.
- Sport baut Stress ab und macht dich ausgeglichener.
- Sport stärkt deinen Körper und hält dich jung.
- Sport stärkt deine Gesundheit.
- Sport lässt dich besser aussehen.
- Sport macht dich schlauer.
- Sport lässt dich besser schlafen.
- Sport verbessert dein Liebesleben.
- Du bist durch Sport motivierter, hast mehr Energie und Selbstbewusstsein.
- Du wirst zum Vorbild für andere.
- Deine Karriere wird durch Sport beschleunigt.
- Habe Freude an der Bewegung.
- Blocke dir Zeiten für Sport im Kalender.
- Finde deinen Wege, achte auf genügend Schlaf und gesunde Ernährung.

Praxisübung:

Hole dir eine Schrittzähler-App für dein Smartphone und miss deine Schritte. 7000 Schritte sollten es am Tag sein, besser sind 9000. Mache dazu täglich nach der Arbeit mindestens einen zehnminütigen Spaziergang.

Auf die Einstellung kommt es an

WIE DU WIRKLICH IN DIE GÄNGE KOMMST

Wer etwas will findet Wege. Wer etwas nicht will, findet Gründe.
(unbekannt)

Warum du dich mehr bewegen sollst, haben wir geklärt. Oder doch nicht? Die Vorteile zu kennen, setzt unseren Hintern nicht automatisch in Bewegung. Schade eigentlich - wäre so schön einfach. Für dich ganz persönlich musst du deinen Grund finden, sonst wird dein Training wieder nur eine Stippvisite in der Welt der Sportler. Dann wird das auch was mit der Disziplin. Preußischer Gehorsam gegenüber dir selbst klappt nur kurzfristig, wird aber anfangs notwendig sein. Vor allem wenn es heißt: "Viel hilft viel." Tut es nämlich nicht, aber dazu später mehr. Was hilft, ist ein sportliches Ziel. Etwas was deine Augen ins Leuchten bringt und wovon du mit Euphorie in der Stimme sprichst. Aber auch mit Respekt und vielleicht einer Prise Demut. Soll es der Halbmarathon sein, ein MTB-Rennen oder willst du einen Triathlon finishen? 10 kg abnehmen und dann an deinem ersten Volkslauf teilnehmen? Oder im kommenden Sommer am Strand glänzen? Ein spannendes, ambitioniertes und trotzdem erreichbares Ziel macht dir Beine und lässt dich anfangen, auch wenn du eigentlich "keine Zeit" dafür hast.

Auch ich habe die Ausrede „Keine Zeit" in allen Ausprägungen einige Jahre immer wieder benutzt. Wie bereits erwähnt, waren mehr als 50 Stunden Arbeit die Woche mein Alltag. Ein Alltag, der mit ständigem Reisen und Hotelaufenthalten verbunden war. Das in Verbindung mit vielen privaten Verpflichtungen musste immer wieder herhalten, um auf Sport nahezu völlig zu verzichten. Doch wie du bereits gelesen hast, ist das heute nicht mehr der Fall. Ich bin sportlich aktiv, auf mäßigem Niveau zwar, aber mit viel Spaß, Enthusiasmus und Freude habe ich mir Träume und Ziele verwirklicht. Meine beruflichen und privaten Anforderungen sind dabei in ähnlichem Maße gestiegen, doch wie soll das möglich sein?

Es ist möglich, doch leicht ist der Weg nicht und eine Abkürzung gibt es auch nicht. Diesen Zahn kann ich dir gleich ziehen. Es ist vielmehr ein Prozess, doch es lohnt sich, diesen zu gehen. Am Anfang steht dabei die Suche nach dem "Warum". Der amerikanische Autor Simon Sinek hat 2009 einen Bestseller mit dem Titel "Start with Why" veröffentlicht. In diesem Buch beschreibt er mit dem Konzept des "Goldenen Kreis" ein einfaches, aber wirkungsvolles Modell für den Erfolg von Marken und Führungskräften. Was das mit unserem Thema "Endlich mehr Sport" zu tun hat? Sineks Konzept besagt, dass entscheidend für den Erfolg das "Warum" und nicht das "Wie" und noch viel weniger das "Was" ist. Erfolgreiche Menschen bestimmen erst ihr Warum, ehe sie über das weitere Vorgehen nachdenken. Und Erfolg ist doch das, was du willst. Starten wir mit der Suche nach dem "Warum".

WARUM WILLST DU
(MEHR) SPORT MACHEN?

„Die Hauptursache dafür, warum die meisten Menschen nicht
bekommen, was sie wollen, ist, dass sie gar nicht wissen, was sie
wollen." (T. Harv Eker)

Sport ist öde, anstrengend und macht niemals Spaß? Mit dieser Einstellung hat dein Schweinehund schon dauerhaft triumphiert und grinst dich jeden Abend vom Sofa aus an. Bist du so ein hoffnungsloser Fall? Deshalb ist das vorherige Kapitel auch so wichtig. Argumente - oft genug vorgebracht - überzeugen am Ende noch jeden. "Sport ist Mord." war gestern, ab heute gilt: "Sport ist geil." Wenn deine Einstellung gegenüber der Bewegung positiv wird, fällt es dir auch nicht mehr schwer, die Sportschuhe zu schnüren. Auch der leichte Schweißgeruch im Studio lässt dich nicht mehr die Nase rümpfen, sondern löst den Pawloschen Reflex in dir aus - du willst dich bewegen. Jetzt. Sofort. Aber bis es soweit ist, dauert es noch etwas. Wir starten langsam und gehen Schritt für Schritt vor.

Gehen wir nochmal kurz zurück auf Anfang. Was sind deine Probleme? Falls sie nicht sofort vor deinem geistigen Auge erscheinen, nehme deine Aufzeichnung her und schau sie dir an. Du willst fitter und ausgeglichener werden? Wieder so sportlich wie früher sein? Deinen Partner / deine Partnerin und die Kollegen beeindrucken? Und du hast es mit dem Sport schon mehrfach versucht. Aber nach wenigen Wochen im Alltagsstress war es wieder vergessen. Erst abends auf der Couch stelltest du fest, dass du heute eigentlich Sport machen wolltest. Statt dessen wirst du immer mehr von der Schwerkraft besiegt und dein Körper wird schlaffer? Oder du rufst nach wenigen Treppenstufen bereits nach einem Sauerstoffzelt? Die ersten Zipperlein haben sich längst eingestellt und es zwickt und zwackt in Rücken und Knie? Die Waage ist dein Feind und das Betreten dieser lässt dich wie auf der Anklagebank fühlen?

Wenn dir alle diese Fragen nicht fremd sind, dann bist du auf dem besten Wege, dein "warum" bereits zu finden. Dieses Warum ist entscheidend, wenn es darum geht, dauerhaft mehr Sport zu machen. Dieses "Warum" führt zu einer inneren Überzeugung, zu Optimismus und zu einem aktiveren Lebensstil. Und dabei solltest du dich nicht nur an die gängigen Gründe halten - es geht hier nur um dich! Fühlst du dich in deinem Körper unwohl oder sagen dir das nur die Blicke der anderen? Wenn das erste zutrifft: Ändere es. Trifft das zweite zu, lasse sie reden. Das ist nicht dein "Warum".

Es gibt unzählige mehr oder weniger rationale Gründe für Sport. Wir haben sie bereits besprochen. Diese Gründe können dich überzeugen und lassen dich womöglich auch starten. Zum Dranbleiben sind sie zu wenig. Da helfen dir nur deine eigenen ganz persönlichen Gründe. Und sei es nur so etwas banales, wie: Sport macht Spaß! Oder: Ich möchte nackt gut aussehen!

Besser sind natürlich tiefer gehende Gründe: Willst du dein Leben mit Party und Alkohol hinter dir lassen und Sport soll dir helfen, deinem Leben einen Sinn zu geben? Funktioniert sehr gut - denn regelmäßiger Sport gibt dir Halt in der Hektik des Alltags. Oder du hast endlich mit dem Rauchen aufgehört und der Sport soll dir nun helfen, dein Übergewicht in den Griff zu bekommen? Für nicht wenige ist das Überstehen einer schweren Krankheit ein Signal, endlich ein sportlicheres Leben zu führen. Doch meistens ist es dann doch der Wunsch nach Bewegung und dem Ausgleich von Beruf- und Privatleben. Was auch immer es ist - finde dein WARUM.

WARUM DU DEINE SELBSTDISZIPLIN TRAINIEREN SOLLTEST

"Die Disziplin ist die Mutter des Sieges." (Franz Wilhelm Ziegler)

Mit Sicherheit hast du schon einmal richtig hart für einen Erfolg in deinem Leben arbeiten müssen. Warst du danach zufrieden und stolz? Es gibt wenige Dinge im Leben die einen so zufrieden stimmen. Besonders, wenn man sie durch Fleiß und Ausdauer erreicht hat. Doch oft genug hört man: „Ich kann das nicht, da bin ich einfach nicht diszipliniert genug dafür." Auch von dir?

Ganz ehrlich – das ist eine Ausrede! Wir hatten das schon. Mangelndes Talent und Können kann man nahezu immer durch Willenskraft und Selbstdisziplin kompensieren. Schafft man das, erreicht man auch seine Ziele. Ziele, die du ja bereits definiert hast.

Willenskraft, Ausdauer und Selbstdisziplin – klingt dabei alles andere als sexy und spannend. Aber warum eigentlich? Will man ein Ziel wirklich erreichen, kommt man um diese Tugenden nicht herum. Ausdauer bedeutet, auch dann durchzuhalten, wenn es mal nicht läuft. Willst du nicht gleich beim ersten Hindernis die Flinte ins Korn werfen, brauchst du dieses Durchhaltevermögen. Und dafür wiederum wird die Selbstdisziplin benötigt. Deine Willenskraft ist begrenzt, das ist die schlechte Nachricht. Die gute Nachricht ist, dass man Selbstdisziplin trainieren kann und damit die Willenskraft steigert. Und ohne Willenskraft keine Ausdauer und ohne Ausdauer keine Zielerreichung. Zum Thema Willenskraft gibt es ein berühmtes Experiment. Der Psychologe Walter Mischels hat Vierjährige vor die Wahl gestellt, entweder sofort einen Marshmallow zu essen oder einige Zeit zu warten und dann einen weiteren Marshmallow als Belohnung zu bekommen. So weit – so logisch, aber das verblüffende an diesem Experiment zeigte sich erst Jahre später. Alle, die in jungen Jahren über mehr Willenskraft verfügten, waren später in der Schule und im Leben erfolgreicher. Daran erkennt man, dass du stark genug sein musst, um dein Verlangen und deine Emotionen zu kontrollieren, um am Ende Erfolg zu haben. Und das völlig unabhängig von irgendwelchen Talenten.

Was braucht es genau, um mehr Selbstdisziplin zu bekommen? Als erstes brauchst du ein klar definiertes Ziel. Man kann es gar nicht oft genug sagen, aber ohne ein Ziel wirst du niemals ankommen. Wir werden uns noch eingehend mit deinen Zielen befassen. Fürs erste genügt es, diese Tatsache zu wissen. Wenn deine Prioritäten stimmen, gilt es Verantwortung für dein Tun und Handeln zu übernehmen. „Die Umstände verhinderten meinen Erfolg.", ist eine gängige Aussage. In Sachen Sport noch verbunden mit: "Ich hatte deswegen einfach keine Zeit." Sind es wirklich die Umstände, oder warst es eher du, der die Umstände gemacht hat? Natürlich leben wir alle in Abhängigkeiten – sei es in der Familie oder im Job – und das ist in den meisten Fällen auch gut so. Der Mensch ist schließlich ein soziales Wesen. Dennoch hat vor allem eine Person am meisten Einfluss auf diese Abhängigkeiten – DU. Alles was du tust, liegt in deiner Verantwortung und nicht in der von anderen.

Wie aber kommt man zu mehr Selbstdisziplin? Auch hier gilt, nur mit Ausdauer kann man sich verbessern. Dazu hilft eine kleine Übung, die du am besten mehrmals pro Woche und das regelmäßig praktizierst. Lege am Abend ein (kleines) Vorhaben fest, was du am nächsten Tag unbedingt durchführen willst. Es sollte etwas sein, was du nicht gerne tust und demzufolge gerne aufschiebst. Kraft- oder Stabilisationstraining ist bei Ausdauersportlern eine solche meist eher unangenehme Notwendigkeit. Egal was es ist, wichtig ist, dass du dein Vorhaben aufschreibst.

Dieses Aufschreiben ist quasi ein Vertrag mit dir selbst. Neben dem kannst du noch einen Schritt weiter gehen und deinen Partner / deine Partnerin oder Freunde über dein Vorhaben informieren. Das erhöht zusätzlich den Druck. Wenn du am nächsten Tag dein Vorhaben erreicht hast, solltest du dich unbedingt belohnen. Mache keine große Sache daraus, sondern etwas kleines sollte es sein – ein Stück Schokolade, ein Bier zum Feierabend oder ein Spaziergang am Abend. Irgend etwas was dir Freude bringt. Wichtig ist auch, dass du dich keinesfalls bestrafen solltest, wenn du dein Vorhaben nicht schaffst. Versuche es dann einfach immer wieder – es wird immer öfters gelingen!

Selbstdisziplin ist die Fähigkeit, mit Willenskraft deine momentanen kurzfristigen Emotionen und Impulse hinter deinem langfristigen Ziel zurück zu stecken. Im Prinzip kurzfristiges Doping fürs Gehirn. Langfristig hilft dir jedoch nur Motivation und Leidenschaft für deinen Sport.

JEDER ERFOLG HAT SEINE REGELN

"Es gibt keine Abkürzungen. Es gibt nur Wiederholungen, Wiederholungen, Wiederholungen." (Arnold Schwarzenegger)

Motivation und Leidenschaft sind Schlüssel zum Erfolg. Und zwar dauerhaft - und das sind wir schon bei einem weiteren Grund, der dich bremst: die allgegenwärtige Ungeduld. Du willst etwas erreichen? Dann sofort! Das geht aber in vielen Fällen nicht. Deine Ungeduld ist dein Dämpfer. Der amerikanische Buchautor Malcolm Gladwell hat in seinem Bestseller „Überflieger: Warum manche Menschen erfolgreich sind – und andere nicht" erfolgreiche Menschen analysiert und dabei eine Gemeinsamkeit festgestellt. Alle brauchten etwa 10.000 Stunden Übung, um etwas meisterhaft zu können. 10.000 Stunden! Du kannst demnach nichts sofort schaffen!

Eine weitere Erfolgsregel: Halbe Sachen bringen es nicht. Mache nur eine Sache, aber mache diese richtig und zu 100%. Du kannst nicht auf allen Hochzeiten gleichzeitig tanzen. Ich kenne das Problem nur zu gut. Man hat hier ein Hobby, da eine Idee und schon macht man wieder viele Dinge gleichzeitig. Aber nichts davon ist von Dauer, weil überall beim ersten Hindernis gestoppt wird.

Aber was schreibe ich da, lassen wir doch einen wirklich erfolgreichen Menschen seine Erfolgsregeln benennen - Arnold Schwarzenegger. Aus einem kleinen Dorf in der österreichischen Steiermark hat er es dank ungebremstem Ehrgeiz erst im Bodybuilding zum Mister Universum gebracht, danach eroberte er Hollywood, um schließlich als Gouverneur von Kalifornien in der Politik zu landen. Was er anpackt, scheint ihm zu gelingen. Wie macht er das nur?

In einer Rede vor Doktoranden der Southern

University of California aus dem Jahre 2009 benennt er seine sechs Regeln des Erfolgs. Auch wenn ich sie dir hier gleich vorstellen werde, suche doch mal im Internet nach der Rede. Du wirst sie leicht finden, denn sie ist legendär. Sehr sehenswert, sehr humorvoll und vor allem sehr motivierend - ein echter Erfolgsmensch eben.

Regel Nr. 1: Vertraue dir selbst!

Die Frage ist nicht, was du sein möchtest, sondern wer. Womit wir wieder beim "Warum" wären. Vertraue dir - egal was die anderen denken. Möchtest du ein sportliches Ziel erreichen, dann gehe es an, wie die Österreicher es immer so nett formulieren.

Regel Nr. 2: Breche die Regeln.

Wenn du einen Marathon laufen willst, musst du sklavisch diesem einen Trainingsplan folgen und du wirst Erfolg haben. Auch musst du unbedingt dieses Ernährungskonzept befolgen, sonst wird das nichts. Wirklich? Du musst vor allem eines - deinen Weg gehen. Breche die Regeln der anderen und du wirst etwas Besonderes.

Regel Nr. 3: Hab keine Angst, zu scheitern.

Gerade beim Sport gehört Scheitern dazu. Es ist sogar zu einem gewissen Teil notwendig, wenn du Erfolg haben willst. Wie hat es der beste Basketballer aller Zeiten - Michael Jordan - so schön ausgedrückt:

„In meiner Karriere habe ich mehr als 9000-mal nicht getroffen. Ich habe fast 300 Spiele verloren. 26-Mal habe ich den entscheidenden Wurf versiebt. In meinem Leben habe ich immer wieder versagt. Und genau deshalb bin ich so erfolgreich!"

Regel Nr. 4: Höre nicht auf Neinsager.

Tue dies nicht, tue das nicht - du kennst das sicher zur Genüge. "Das haben wir schon immer so gemacht.", mein absoluter Lieblingssatz. Ja klar - faul auf der Couch warst du schon immer. So wirst du sicher nicht sportlich. "Geht nicht, gibt's nicht", hat mir ein Lehrer mal gesagt. Recht hat er.

Regel Nr. 5: Arbeite so hart, wie Du kannst.

Nun das ist die vornehme Umschreibung dessen, was Schwarzenegger wirklich gesagt hat. Er meinte wörtlich: Reiße Dir den Arsch auf! Es ist die wichtigste seiner Regeln und gleichzeitig auch die schwierigste. Arbeite für dein Ziel, trainiere Woche für Woche dafür, egal wie schlecht das Wetter auch sein mag. Das bringt dich voran. Wenn du mit Lust und Spaß an der Sache dran bleibst, fühlt es sich auch nicht nach harter Arbeit an.

Regel Nr. 6: Gib zurück!

Energie fließt zurück - also sein kein Energievampir. Und kein Egoist. Auch wenn es in diesem Buch um dich und deinen Weg zum Sportler geht, so kann er auch Inspiration für andere sein. Und noch wichtiger - vernachlässige auf diesem Weg niemals deine Liebsten!

Soweit die Regeln von Arnold Schwarzenegger, die auf alle Lebensbereiche zutreffen. Doch bleiben wir beim Sport und widmen uns Legenden und Mythen zu.

SPORTMYTHEN AUFGERÄUMT

"Der größte Feind der Wahrheit ist nicht die Lüge, sondern der Mythos." (John F. Kennedy)

Weil Sport so ein wichtiges Thema in unserem Leben ist, schwirren auch viele Missverständnisse und Unwahrheiten umher. Räumen wir also an dieser Stelle mit ein paar Sportmythen auf.

- **Wer schwitzt ist nicht fit**

Das Gegenteil ist hier der Fall. Sportler besitzen eine bessere Thermoregulierung. Neben Muskeln sind auch die Schweißdrüsen besser trainiert. Um Überhitzung zu vermeiden, produzieren sie schneller Schweiß und kühlen den Körper. Wer schwitzt, ist also fit. Warum untrainierte Menschen trotzdem schneller ins Schwitzen kommen, liegt einfach daran, dass Sportler viel später eine körperliche Belastung spüren. Während bei dem einen beim Gang in die dritte Etage bereits hechelnd der Schweiß auf der Stirn steht, hat der andere gerade einmal seine Ruhepulszone verlassen.

- **Wer viel schwitzt, verbrennt viel Fett**

Schön wäre es, stimmt aber nicht. Zumindest nicht direkt. Denn wer nach dem Sport auf die Waage steigt und einige hunderte Gramm weniger wiegt, hat nur Wasser verloren. Das ist schließlich Hauptbestandteil von Schweiß. Fett verbrennt man dagegen durch regelmäßiges Ausdauertraining in Kombination mit Krafteinheiten.

- **Zu viel Wasser trinken ist schädlich**

Alle paar Jahre wird auch diese Sau durchs Dorf getrieben. Leider im Jahre 2015 durch einen traurigen Fall. Beim Ironman Frankfurt starb ein Brite, weil er zu viel

Wasser getrunken hat. So stand es überall geschrieben. Stimmt aber nicht, denn nicht das Wasser war das Problem, sondern die fehlenden Mineralien. Und dabei besonders Natrium, was in Leitungswasser nicht im ausreichenden Maße vorhanden ist. Nimmst du also mehr Wasser auf als du abgibst, so sinkt dein Natriumgehalt im Blut und es drohen gesundheitliche Probleme. Neben dem normalen Richtwert über den Tag von etwa 2 Litern kannst du pro Stunde Sport noch etwa 0,75l Flüssigkeit zusätzlich rechnen. Natürlich abhängig von der Belastung und den Außentemperaturen. Als Faustregel gilt: Achte auf dein Durstgefühl und trinke mit Bedacht.

- **Dehnen vor dem Training ist wichtig**

Grundsätzlich verbessert regelmäßiges Dehnen deine Beweglichkeit und ist daher eine gute Sache. Ob du das jedoch vor der Belastung tun solltest, hängt in erster Linie von deiner Sportart ab. Gehst du zum Beispiel Laufen, so reicht es, für eine gewisse Zeit mit verminderter Belastung loszutraben. Auch Fußballer oder Kraftsportler sollten sich vor dem Training eher mit geringerer Belastung aufwärmen statt zu dehnen. Anders bei Sportarten, die maximale Beweglichkeit erfordern, wie zum Beispiel Karate oder Turnen. Nach dem Sport ist das Dehnen dagegen eine gute Sache und trägt zur Entspannung der Muskulatur bei. Doch auch hier gibt es eine Ausnahme. Unter Kraftsportlern ist das Dehnen direkt nach dem Training tabu.

- **Je schneller, desto besser**

Viel hilft viel - ist das Motto nicht weniger Sportler. Völliger Trugschluss. Gerade Jogger machen den Fehler, zu schnell zu laufen. Die Folge: Sie kommen rasch außer Atem und halten nicht sehr lange durch. Doch gerade das ist der Sinn von Ausdauertraining. Laufe also am besten so, dass du dich noch gut dabei unterhalten kannst. Natürlich nur, wenn auch Ausdauertraining angesagt ist. Denn wenn du bereits besser trainiert bist, solltest du natürlich auch Belastungsintervalle einbauen. Das ist aber eine andere Trainingsform, die mit Bedacht eingesetzt werden sollte.

- **Wer auf Asphalt läuft, schadet seinen Gelenken**

Auch so ein Mythos, dabei ist nicht der Asphalt das Problem, sondern die Kombination aus Laufschuh und Muskulatur. Lebst du in der Stadt und musst entsprechend oft auf Asphalt laufen, so solltest du dir einen gut gedämpften Laufschuh zulegen. Ebenso ist es wichtig, die Muskulatur entsprechend zu verstärken. Es gibt keine Studie die belegt, dass permanentes Laufen auf Asphalt schädlich für deine Gelenke ist.

- **Bei Rückenschmerzen Rückenmuskeln trainieren**

Ein Mythos, der sogar bei Sportmedizinern noch weit verbreitet ist. Der erste Tipp bei Rückenschmerzen lautet meist: Stärke deine Rückenmuskeln. Doch das ist definitiv zu wenig, denn es gilt die Rumpfmuskulatur im Allgemeinen zu steigern. Und dabei die Bauchmuskeln im Besonderen. Doch nicht der Waschbrettbauch ist das Ziel, sondern die tieferen Schichten deiner Bauchmuskeln. Die sind dafür verantwortlich, die Kräfte auf deinem Stützkorsett zu tragen.

- **Sport bringt nur etwas, wenn es wehtut**

Das ist Unsinn. Nur Leistungssportler trainieren ab und an über ihre Schmerzgrenzen hinaus. Selbst für ambitionierte Hobbysportler ist das nicht notwendig. Es reicht, sich bis an die Grenzen des Schmerzes zu fordern. Und bei allen anderen Freizeitsportlern ist Regelmäßigkeit ohnehin wichtiger als Intensität. Auch der allseits beliebte Muskelkater ist kein Zeichen, dass das Training besonders viel gebracht hat. Im Gegenteil, Muskelkater ist ein Zeichen, dass du übertrieben hast.

- **Kalte Luft schadet der Lunge**

Gerade in den Wintermonaten ist dieser Mythos für viele der Grund, auf Sport im Freien zu verzichten. Doch das ist Quatsch. Es macht für gesunde Menschen absolut keinen Sinn, an einem kalten Wintertag auf Outdoor-Sport zu verzichten. Kalte Luft schadet erst ab minus 15 Grad deinen Lungen, da die eingeatmete Luft ab dann nicht mehr ausreichend erwärmt werden kann. Doch auch an diesen seltenen Tagen macht ein Tuch vor Mund und Nase Sport im Freien unbedenklich.

Soweit einige Sportmythen. Ich hoffe, wir haben sie aufgeräumt und sie finden in deinem Gedächtnis nicht mehr statt. Als Ausrede für Sport sollten sie jedenfalls nicht mehr herhalten können. Im Übrigen gibt es noch jede Menge weiterer Sportmythen und dabei auch besonders absurde. NEIN - Radfahren macht Männer nicht impotent. Und NEIN - Joggen führt bei Frauen auch nicht zu Hängebusen.

SUCHE DIR DIE PASSENDE SPORTART

Jede Sache hat drei Seiten: deine, meine und die richtige. (unbekannt)

Mit welchem Sport soll ich eigentlich beginnen? Diese Frage steht abschließend zwischen dir und dem sportlichen Leben. Vielleicht hast du sie schon längst beantwortet und es kommt sowieso nur diese eine Sportart für dich in Frage. Sehr gut - dann scheint das dir Spaß zu machen. Und Spaß ist das wichtigste zum Einstieg. Wenn du keinen Gefallen an der körperlichen Betätigung findest, wirst du es schnell wieder bleiben lassen. Wie so unzählige Male davor auch.

Welcher Sport zu dir passt, ist dermaßen individuell, dass ich dir jetzt nicht die eine Sportart empfehlen werde. Dafür ist dieser Ratgeber auch nicht gedacht. Ich bin zum Beispiel sehr vielseitig unterwegs, liebe aber den Ausdauersport. Wenn du dir unsicher bist, was zu dir passt dann musst du es ausprobieren. Probieren geht auch hier über studieren. Lies nicht zu viel darüber, sondern stürze dich direkt ins Getümmel. Egal, ob das am Anfang perfekt ist. Das interessiert nicht. Jeder Jeck ist anders und für jeden Jeck gibt es die passende Sportart.

Hast du Lust auf Laufen? Dann probiere es aus. Oder auf Rad fahren. Worauf wartest du? Oder suche dir eine passende Ballsportart, wenn du dich ohne Ball nicht bewegen kannst. Krafttraining an den Geräten im Fitnessstudio könnte dir gefallen? Warum nicht. Wie wäre es mit Functional Training? Also Training nur mit dem eigenen Körpergewicht. Da ist die Einstiegsschwelle besonders niedrig. Und glaube mir, es gibt richtig harte Übungen auch für Geübte. Oder wie wäre es mit einem Bootcamp im Freien? Das Gruppenerlebnis motiviert und lässt dich deine Grenzen leichter verschieben. Oder magst du es filigraner und gehst lieber Klettern? Oder zum

Crossfit, Zumba oder Hot Iron? Fitnessstudios bieten meist wohl klingende Kurse an, die dich richtig ins Schwitzen bringen. Natürlich sind auch Yoga und Golf Sport, den du ausüben kannst. Wikipedia zählt derzeit 507 verschiedene Sportarten, da wird ja wohl auch für dich etwas dabei sein. Und sei es etwas Exotisches wie Baumstammwerfen, Höhlenwandern oder Radpolo oder etwas Lustiges wie Eierlaufen, Unterwasserhockey oder Fingerhakeln.

Bei der Auswahl kann man schnell die Übersicht verlieren, deshalb gibt es jetzt noch ein paar Indikatoren an die Hand. Stelle dir einfach die folgenden Fragen und du wirst zumindest die Richtung wissen, welche Sportart zu dir passt.

- Machst du Sport am liebsten allein oder im Team?
- Möchtest du mit anderen im sportlichen Wettstreit stehen?
- Darf der Sport auch einiges kosten?
- Soll der Spaß im Vordergrund stehen oder darf es auch etwas weh tun?
- Magst du das exotische und extreme?
- Soll der Sport in erster Linie dem Ausgleich zum Berufsleben dienen?
- Liebst du Auseinandersetzungen?
- Magst du Herausforderungen?

Hast du deinen Sport gefunden oder zumindest ein paar Sportarten, die in die nähere Auswahl kommen? Dann wird es Zeit für die ersten Ziele. Und solltest du für dich herausfinden, dass Sport doch nicht so wichtig ist, weißt du jetzt auch, warum du nie Zeit dafür findest. Dann darfst du dieses Buch jetzt weglegen.

ZIELE SETZEN LEICHT GEMACHT

"Nur wer sein Ziel kennt, findet den Weg." - Laozi (chinesischer Philosoph)

Kennst du Alice im Wunderland? Ein Kinderbuch, aus dem du so unheimlich viel für das Leben lernen kannst. Dort gibt es einige sehr spannende und vor allem lehrreiche Dialoge – unter anderem diesen hier: Alice trifft die Grinsekatze und fragt: „Würdest Du mir bitte sagen, welchen Weg ich einschlagen muss?" „Das hängt in beträchtlichem Maße davon ab, wohin du gehen willst", antwortete die Katze. „Oh, das ist mir ziemlich gleichgültig", sagte Alice. „Dann ist es auch einerlei, welchen Weg du einschlägst", meinte die Katze. „Hauptsache, ich komme irgendwohin", ergänzte sich Alice. „Das wirst du sicher, wenn du lange genug gehst", sagte die Katze.

Und schon sind wir mitten drin im Thema: Ziele setzen. Denn woher sollst du wissen, wohin du gehst, wenn du dir keine Ziele setzt. Ankommen wirst du in beiden Fällen irgendwo, doch ob es das ist, was du wirklich willst, kannst du erst erkennen, wenn du deine Ziele findest. Im Sport funktioniert es langfristig nicht ohne Ziele. Das ist zumindest meine Erfahrung. Ich werde dir in der Folge zwei Wege vorstellen, wie du deine Ziele setzen kannst. Dabei spielt deine Persönlichkeit eine große Rolle, denn während der rationale Mensch klare Vorgaben und Schritte liebt, ist beim emotionalen Menschen eher das Gefühl entscheidend. Erfolgreich können beide Typen gleichermaßen sein.

Warum braucht es überhaupt Ziele? Gute Frage – warum brauchst du überhaupt Ziele im Leben? Ist „sich treiben lassen" nicht der bessere Weg? Sicher nicht – zumindest nicht dauerhaft! Es ist ziemlich erschreckend, dass weniger als 20% der Menschen gemäß einer Harvard-

Studie sich überhaupt Ziele setzen. Weniger als 20%!!! Dabei ist es erwiesen, dass diejenigen, die sich Ziele setzen dauerhaft erfolgreicher und auch zufriedener sind, als jene Menschen, die sich ziellos durchs Leben treiben lassen. Dabei ist es in diesem Zusammenhang auch unerheblich, ob die gesteckten Ziele überhaupt alle erreicht werden.

Hier vier Gründe, die dafür sprechen, sich Ziele zu setzen:

- Ein Ziel gibt dir Orientierung und ist ein Leuchtturm im hektischen Alltag.
- Ein Ziel macht dich fokussierter und du kannst dich besser auf das Wesentliche konzentrieren.
- Ohne Ziel kein Plan und damit bleibt es meist beim Wunsch.
- Ein Ziel vor Augen erhöht langfristig deine Motivation gewaltig.

Ziele setzen auf die harte Tour – der Weg für rationale Menschen

Die bekannteste Regel zum Setzen von Zielen ist etwas für dich, wenn du überwiegend rational denkst, also ein sogenannter Kopfmensch bist. Es ist die SMART-Formel. Smart meint in diesem Zusammenhang nicht nur klug und gewitzt, sondern vor allem Spezifisch, Messbar, Attraktiv (oder akzeptiert),Realistisch und Terminiert. Allen, die im Projektmanagement arbeiten, wird diese Formel bekannt vorkommen. SMARTen Zielen sagt man nach, dass sie mit höherer Wahrscheinlichkeit auch erreicht werden.

Doch was sind smarte Ziele oder beginnen wir besser mit Zielen, die nicht smart sind:

- Ich möchte Sport machen.
- Ich möchte fitter werden.
- Ich möchte abnehmen.

- Mein Körper soll attraktiver werden.
- Ich möchte Triathlon machen.

Alles Ziele, die auf dem ersten Blick toll klingen, aber eben beim genaueren Hinsehen nicht SMART sind.

So werden deine Ziele SMART:

Spezifisch
Beginnen wir damit, dein Ziel spezifisch zu machen. „Ich möchte einen Halbmarathon laufen." oder „Ich möchte abnehmen." Das sind klare und damit spezifische Ziele.

Messbar
Im zweiten Schritt gehört das Ziel konkretisiert. Möchtest du den Halbmarathon unter 2 Stunden laufen? Oder wenigstens ins Ziel kommen? Wie viel möchtest du abnehmen? 5kg? 10kg? Überlege dir eine tatsächliche Zahl.

Attraktiv oder akzeptiert
Als nächstes gilt es zu prüfen, ob das Ziel attraktiv für dich ist. Ist es dein Ziel? Willst du wirklich einen Halbmarathon in unter 2 Stunden laufen? Oder 10kg abnehmen? Ja – dann gehen wir weiter. Nein – dann suche dir ein anderes Ziel, konkretisiere es genauer und beginne von vorn.

Realistisch
Ist dein Ziel realistisch? Hast du die nötige Zeit und Energie, um das zu erreichen? Oder schaffst du das mit den dir zur Verfügung gestellten Mitteln nicht? Dein Ziel sollte ambitioniert sein, aber eben auch realistisch. Wenn du momentan mit Müh' und Not 5km in 45 Minuten laufen kannst, ist der Halbmarathon in unter 2 Stunden derzeit eher unrealistisch.

Terminiert

Als letztes gilt es, den Termin zu setzen, wann du dein Ziel erreicht haben möchtest. Such dir einen Halbmarathon aus dem Laufkalender, den du mitmachen möchtest und melde dich an. Oder definiere dein Gewichtsziel a la „am 01.03. nächsten Jahres möchte ich 10kg weniger wiegen".

Soweit zu den SMARTen Zielen, die rationalen Menschen sehr entgegen kommen. Gefühlsbetonten und emotionalen Menschen ist das aber oft zu wenig greifbar und deshalb solltest du in diesem Fall die SMART-Formel deutlich vereinfachen und umwandeln.

Ziele setzen auf die gefühlvolle Art – der Weg für emotionale Menschen

Im Mittelpunkt deiner Zielfindung sollte hier dein Gefühl und deine Vorstellungskraft stehen. Gehe folgende 5 Schritte:

- **Wo stehst du und wo willst du hin?**
  Als erstes gilt es, deinen Status Quo zu erheben. Wie viel wiegst du im Moment, wie weit kannst du laufen? Hast du das ermittelt, gilt es das Ziel zu beschreiben.

- **Formuliere dein Ziel in positiven Worten und stelle es dir bildlich vor**
  Bilder sind ein mächtiges Werkzeug und daher solltest du dir so genau wie möglich ausmalen, wie du dein Ziel erreichst und dir deine Gefühle vorstellen. „Ich fühle mich glücklich und zufrieden, wenn ich die Ziellinie durchlaufe und ich bin mächtig stolz auf meine Leistung." Oder „Ich werde attraktiver sein und zufrieden mich im Spiegel betrachten, wenn ich 10kg abgenommen habe."

- **Lege fest, was du dafür brauchst**
  Auch Bauchmenschen kommen nicht ohne einen Plan

aus, wenn sie Ziele erreichen möchten. Lege also fest, was du dafür brauchst, um das Ziel zu erreichen. Nimm dir einen Trainingsplan für deinen Halbmarathon oder einen Ernährungsplan für deine Diät.

- **Bist du bereit dafür, Opfer zu bringen?**
Denk nochmal gut nach – du erreichst kein Ziel, ohne dafür nicht auch Opfer zu bringen. Schluss mit der täglichen Schokolade, dem abendlichen Bier und auch bei schlechtem Wetter ist zukünftig Training angesagt. Bist du bereit, das zu tun?

- **Mache den ersten Schritt**
Du bist bereit? Dann los – mache den ersten Schritt jetzt und sofort! Laufe einmal um den Block und entsorge alle Süßigkeiten in deinem Haushalt. Wobei entsorgen hier wegwerfen oder verschenken und nicht aufessen heißt.

Egal ob dir SMART zu aufgesetzt ist und du den gefühlvolleren Weg einschlägst, drei Dinge braucht dein Ziel in jedem Fall. Es muss messbar, terminiert und realistisch sein. Beispiele hast du nun genügend bekommen. Je ambitionierter dein Ziel desto besser wird das Ergebnis sein. Als Schlüssel zum Erfolg noch zwei kraftvolle Tipps zum Schluss.

Mache einen Vertrag mit dir selbst. Das schriftliche Formulieren deines Ziels ist eine kraftvolle Hilfe, um dich selbst zu motivieren. Wenn du es aufgeschrieben hast, dann gehe mit deinem Ziel an die Öffentlichkeit. Es muss nicht Facebook & Co. sein, schon allein Freunde und Familie reichen völlig aus. Erzähle ihnen von deinem Ziel und halte sie auf dem Laufenden – sie werden dich alsbald ohnehin fragen. Auf deinen Wegen zu einem großen Ziel helfen dir gleichsam formulierte Zwischenziele.

MIT DER SALAMITAKTIK
ZUM ERFOLG

„Wer ein entferntes Ziel erreichen will, muss kleine Schritte machen."

Dieses Zitat stammt von Altkanzler Helmut Schmidt und führt uns zur Salamitaktik. Ist dein Ziel zu groß, um es mit einem Handlungsschritt zu erledigen, greifst du unwillkürlich zum Messer und zerteilst es in kleine Teile, wie eine Salami. Damit ist auch das Wesen der Methode erklärt.

Wie würdest du einen Elefanten essen? Natürlich Stück für Stück! Wenn es mit einem Elefanten geht, geht es natürlich mit einer Salami viel einfacher. Dabei steht die Salami für dein Ziel oder dein Projekt. Schneidest du diese nun in kleine Teile, wird ein Ziel realistischer, weniger komplex und damit erreichbarer. Die Kunst besteht darin, jedes große Ganze in kleinste nicht mehr teilbare Handlungsanweisungen zu zerlegen – den einzelnen Teilaufgaben. Dieses Vorgehen reduziert nicht nur den Stress, sondern es beugt auch der Aufschieberitis vor und lässt dich überhaupt erst ins Handeln kommen.

Die 7 Schritte zur perfekten Anwendung der Salamitaktik

1. Definiere dein Ziel Den ersten Schritt hast du bereits im vorherigen Abschnitt erledigt. Hast du dein Ziel aufgeschrieben? Noch nicht? Dann ist das hier die Gelegenheit, es nachzuholen.

2. Was musst du alles tun, um dieses Ziel zu erreichen? Lege Teilprojekte fest – um einen Triathlon zu absolvieren, brauchst du zumindest das nötige Equipment und musst dir einen geeigneten Wettkampf suchen. Um

einen Marathon zu laufen, solltest du deine Gesundheit checken und Schuhe kaufen.

3.   Schreibe alle deine Teilprojekte auf. Wie wäre es, ein Mindmap zu zeichnen? Das ist eine prima Methode, um deine Gedanken auf Papier zu bringen und dabei auch gleich zu strukturieren. Es genügt natürlich auch eine simple Liste.

4.   Lege die Aufgaben fest Nun gilt es, alle Schritte zu erfassen, die zum Erreichen der Teilziele benötigt werden. Am Beispiel Triathlon musst du einen Wettkampf suchen, eventuell eine Unterkunft, Flug oder ähnliches buchen sowie dich für den Wettkampf anmelden. Das sind mehrere Handlungsschritte, die zum Teilprojekt „Wettkampf finden" gehören. Genau deshalb bietet sich auch ein Mindmap perfekt an.

5.   Strukturiere deine Aufgaben und bringe sie in eine sinnvolle Reihenfolge Galt bisher vor allem der Fokus auf dem Finden der einzelnen Schritte, bereiten wir nun das Handeln vor. Um einen Marathon zu laufen, solltest du mit regelmäßigen kurzen Läufen beginnen und ab einem bestimmten Zeitpunkt bietet sich ein Trainingsplan und Testwettkämpfe an. Und was ist mit Athletiktraining zur Vorbeugung von Verletzungen? Die ersten Schritte passieren hintereinander, der letzte läuft permanent parallel. Wie wäre es mit einer Checkliste?

6.   Handle Planung ist wichtig und gut, aber nur das Handeln bringt dich deinem Ziel näher! Also handle! Aufgabe für Aufgabe, Schritt für Schritt und es werden selbst anfangs unmöglich erscheinende Ziele realistisch und erreichbar. Die nächsten Abschnitte im Buch werden sich mit diesem Aspekt eingehend befassen.

7. Feiere Teilerfolge und belohne dich Um permanent die Motivation hoch zu halten, darfst du auch einzelne Teilziele gebührend feiern. Gönne dir ein Wellness-Wochenende, ein gutes Essen oder eine Massage – Erlebnisse fördern die Motivation dabei deutlich mehr als materielle Dinge. Und wenn du deinen Teilerfolg gefeiert hast, dann schaue immer nach vorn deinem großen Ziel entgegen.

Die ganze Salami aufgegessen? Sehr gut! Abschließend noch einmal, weil es entscheidend ist:

Handeln ist wichtiger als Planen.

Von meiner Triathlon-Erfahrung habe ich bereits mehrfach geschrieben. Ich habe „nur" das große Ziel in viele kleine Ziele unterteilt und daraus dann Aufgabe für Aufgabe die einzelnen kleinen Schritte absolviert. Und diese einzelnen kleinen Schritte führten dann zum Erfolg. Egal welches Ziel du damit erreichen möchtest. Fang heute noch damit an! Oder doch nicht?

WAS DU GARANTIERT NICHT AM ANFANG BRAUCHST

"Im Anfang war die Tat." (Johann Wolfgang von Goethe)

Meistens hört man etwas vom inneren Schweinehund, wenn es darum geht, Probleme zu nennen, die einen vom Sport abhalten. Doch das ist nur ein Teil des Problems. Denn so mächtig dein Schweinehund auch sein mag, es gibt noch viele andere Gründe, die dich nicht mit Sport anfangen lassen.

Alle gehen Klettern, also gehst du auch mal mit. Deine Freunde rennen ins Fitnessstudio und du hinterher. Nur Spaß macht dir das nicht. Du hast die falsche Sportart gewählt. Suche dir einen für dich passenderen Sport – probiere aus. Es gibt so viele Sportarten, doch verrenne dich nicht. Am Anfang sollte es etwas Einfaches sein. Etwas, was weder Equipment noch Technik noch Vorbereitung braucht. Joggen, Radfahren oder Schwimmen kann jeder irgendwie. Also starte deinen sportlichen Lifestyle damit.

Laufen ist die natürlichste aller Bewegungen. Als Kleinkind hast du es gelernt, und du nutzt es täglich. Dabei zählt jeder Schritt und gerade am Anfang darf es auch das oft belächelte Nordic Walking sein. Selbst flottes Gehen ist deutlich besser als auf der Couch zu sitzen. Oder wie wäre es mit Radfahren? Du brauchst dafür nur ein altes Stadtrad oder etwas Ähnliches. Bestimmt verstaubt ein solches in deinem Keller. Also raus damit, drauf gesetzt und einfach mal in die Natur geradelt. Kannst du schwimmen? Auch das hat in Mitteleuropa eigentlich jedes Kind gelernt. Also ab ins Frei- oder Hallenbad und ein paar Bahnen geschwommen. Schwimmen ist extrem gelenkschonend und damit vor allem auch für Übergewichtige bestens geeignet.

Du möchtest viel lieber Muskeln aufbauen? Auch gut – aber deshalb brauchst du weder Hanteln noch Geräte. Beginne mit Liegestütze, Sit-Ups und Kniebeuge – deine Muskeln werden sich garantiert melden!

Gesundheitscheck und Fitnesscheck sind dir zu aufwändig? Viele Quellen schreiben, dass man vor dem Beginn des Sport machens unbedingt einen Check bei einem Arzt und womöglich noch bei einem Trainer machen sollte. Entschuldige die folgenden deutlichen Worte – das ist vielleicht gut gemeint, aber in den meisten Fällen völlig überflüssig, weil die Leute dadurch gar nicht erst mit Sport anfangen. Viel zu aufwändig! Gehörst du keiner Risikogruppe an und bist bisher auch nicht in ärztlicher Behandlung, dann fange einfach an. Es geht hier nicht um Leistungssport, sondern um den Einstieg. Und der Fitnesscheck? Versuch macht klug – teste einfach deinen Zustand. Kannst du einen Kilometer locker laufen? Oder 30 Minuten Radfahren? Schaffst du 5 Liegestütze? Mit diesen einfachen Übungen bekommst du ein gutes Gefühl für deinen Zustand und – sehr wichtig – für deinen Körper.

Das Internet ist verlockend. Alles ist ausführlich beschrieben und man kann stundenlang nach Informationen surfen, wenn man endlich mit Sport anfangen will. Auch so etwas, was du vergessen solltest. Nicht über Sport lesen – sondern machen. Sport ist nicht kompliziert, er wird nur gerne kompliziert gemacht. Fachliteratur und Fachbegriffe sind vor allem für – der Name sagt es schon – Fachleute. Das bist nicht du und das brauchst du nicht. Noch nicht!

Und noch ein Tipp zum Schluss: Schaue nicht zu sehr auf andere. Was bei Vorbildern noch sehr gut funktioniert, kann beim Nachbarn schon gefährlich sein. Jeder hat andere Voraussetzungen und wenn dich beim ersten Mal alle Jogger im Park überholen, so lasse dich nicht davon entmutigen. Setze dich nicht unnötig unter Druck - jeder fängt klein an.

4 SCHRITTE FÜR MEHR SPORT IN DEINEM LEBEN

Schluss mit dem ganzen negativen Gequatsche, du sollst schließlich handeln. Auf deinen Weg zur Veränderung möchte ich dir am Anfang vier kleine Tipps mitgeben. Du darfst sie gerne ausdrucken und neben das Buch legen. In den Bonuslektionen bekommst du eine Druckvorlage. Wir werden die Punkte später dann intensiver betrachten.

- **Schritt für Schritt – jeder Schritt zählt**

Der wichtigste aller Schritte ist der Erste! Damit beginnt die Reise und von da an zählt jeder einzelne Schritt. Sehe deine Veränderung als Prozess, der Weg ist das Ziel. Vergiss dabei nie, dass ein Weg ohne Ziel dir nicht die richtige Einstellung zur Veränderung geben wird. Beginne doch einfach mit einem ausgedehnten Spaziergang oder einer Wanderung, wenn du ganz am Anfang stehst. Jeder Schritt zählt!

- **Sport ist wichtig, aber nicht das Zentrum des Lebens**

Die Euphorie am Anfang ist wichtig. Du brauchst die Motivation, um ins Handeln zu kommen. Doch ACHTUNG – tappe nicht in die Beziehungsfalle. Vernachlässige niemals dein privates Umfeld und deine Beziehungen. Konzentriere dich auf das Wesentliche im Leben.

- **Optimiere dich – auch abseits vom Sport**

Beschäftige dich so früh wie möglich nicht nur mit Trainingsplänen, sondern auch mit Zeit- und Selbstmanagement. Setze dir die richtigen Ziele und hinterfrage sie regelmäßig. Denn denk immer daran, Sport ist in erster Linie vor allem eines – dein Hobby!

- **Krempel nicht dein ganzes Leben um, sondern ändere deine Einstellung**

Frage dich warum du tust, was du tust. Dabei musst du keinesfalls dein ganzes Leben ändern, um vom Couchpotato zum aktiven Menschen zu werden. Du musst „nur" deine Einstellung ändern und das Stück für Stück. Der Rest ergibt sich von selbst.

AUF EINEN BLICK

- Finde deine ganz persönlichen Gründe für mehr Sport - finde dein Warum.
- Trainiere deine Selbstdisziplin.
- Verinnerliche die Regeln des Erfolgs.
- Vertraue dir selbst!
- Breche die Regeln.
- Hab keine Angst, zu scheitern.
- Höre nicht auf Neinsager.
- Arbeite so hart wie du kannst.
- Gib etwas zurück.
- Viel hilft nicht viel - falle nicht auf Sportmythen herein.
- Suche eine zu dir passende Sportart.
- Setze dir ein Ziel.
- Lege Teilziele auf dem Weg zu deinem großen Ziel fest.
- Handeln ist wichtiger als Planen!
- Minimiere die Hindernisse zum Start.
- Schaue nicht auf andere.
- Mache keine Wissenschaft aus dem Anfang, sondern lege los.

Nimm dir dein Notizbuch zur Hand und gehe eine Runde an die frische Luft. Streife etwas umher, schreibe dir auf, warum du mehr Sport machen möchtest und finde heraus, was dich antreibt. Benenne drei Sportarten, die dir Spaß machen und die du ausprobieren möchtest.

Praxisübung:

Probiere in den nächsten beiden Wochen die drei von dir benannten Sportarten aus. Teste, welche dir am besten gefällt. Womit willst du anfangen?

Falls du Ideen und Anregungen brauchst, empfehle ich dir die kostenlose 24-Tage-Challenge zu absolvieren. Du findest sie unter www.endlich-mehr-sport.de/bonus

Endlich loslegen

WARUM ES DIESMAL KLAPPTE

"Liebst du das Leben? Dann vergeude keine Zeit, denn daraus besteht das Leben." (Benjamin Franklin)

Nachdem dein Motiv und deine Ziele geklärt sind, kommen wir zum Optimieren deines Alltags. Schließlich hast du noch immer keine Zeit. Oder war es bisher immer dein innerer Schweinehund, der keine Zeit hatte? Bist du in der Diskussion mit ihm endlich erfolgreich, wirst du bald in Sportschuhen bereit stehen. So wie es mir vor ein paar Jahren auch ging.

"Wo ein Wille ist, da ist auch ein Weg."

Wie war das eigentlich bei mir, als ich mich 2008 von der Couch erhob, und zum Sportler wurde? Ein Erfolgsgeheimnis habe ich sicher nicht, aber ich kann dir einen Weg zeigen, wie es funktionieren kann.

Als erstes stand auch bei mir die Erkenntnis, dass ich wieder mit Sport anfangen will. Status Quo war jedoch – ich war starker Raucher, Workaholic, unzufrieden und ein Bewegungsmuffel geworden. Etwas, was mir geholfen hat, war ein Ziel. Ich bin ein sehr zielstrebiger Mensch und das Ziel gab mir eine Richtung vor. Ich wollte 4 Monate nach meinem Start einen Volkstriathlon schaffen. Mein Selbstcheck sah dabei so aus, dass ich zwar gesund, aber unfit war. Ich konnte maximal 10-15 Minuten am Stück joggen, einigermaßen leidlich auf meinem alten Stahl-MTB Rad fahren und mich brustschwimmend gerade einmal mit dem Kopf über Wasser halten.

Mir half das konkrete Ziel zu Beginn und das war auch der entscheidende Unterschied zu vorherigen vergeblichen Versuchen für mehr Sport. Mein Ziel war stärker als mein innerer Schweinehund. Also legte ich los. Alle zwei Wochen einmal ins Schwimmbad, einmal pro Woche eine Runde auf das Rad und ein- bis zweimal kurz Laufen gewesen. Der Beginn war etwas zäh, doch bereits nach wenigen Wochen gab es eine Routine und ich stand nach einigen Hoch und Tiefs letztlich am Start.

Wie war ich anfangs ausgestattet? Die ersten Wochen trug ich meine alten Tennisschuhe und gönnte mir dann ein Paar gute Laufschuhe, die ich natürlich auch beim Radfahren trug. Eine Radhose und ein Trikot sowie Laufklamotten gab es vom Discounter und eine Badehose hatte ich natürlich ohnehin im Haus. Dazu das genannte alte MTB nebst Helm (wichtig!) und so stand ich an der Startlinie zum Volkstriathlon und zu einem aktiveren Leben. Denn nach dem ersten Triathlon machte ich später im Jahr erstmals eine 10tägige Radreise und im Folgejahr ging es dann „richtig" los. Soweit mein Weg – kann man so machen, muss man aber natürlich nicht. Aber bevor du dir wieder nur etwas vornimmst und nichts tust, ist es einen Versuch wert. Doch vorher brauchst du noch Zeit für dein Training. Und auch anderen Störungen musst du die Stirn zeigen.

ZEITDIEBEN UND STÖRUNGEN AUF DER SPUR

"Es gibt Diebe, die nicht bestraft werden und einem doch das kostbarste stehlen: die Zeit." (Napoleon)

Harte Erkenntnis, aber oft sind die nächsten Angehörigen ein echter Störfaktor. Warum man denn überhaupt laufe, wo man sich doch nur wie eine Schnecke vorwärts bewegt? Oder ob ausgerechnet jemand wie du jetzt Triathlon machen muss. Oder die Frage, ob es jetzt schon so weit wäre und die Midlife-Krise ansteht? Und ob das denn wirklich noch gesund sein kann? Alles zynische Bemerkungen, die gerade am Anfang der Motivation wenig förderlich sind.

Lästern ist eben einfacher, als selbst in die Gänge kommen. Die größten Lästermäuler sind oft die unsportlichsten Typen. Denke stets daran: Erst spotten sie, dann staunen sie und am Schluss fragen sie dich, wie du das gemacht hast. Meistens spricht da nur der Neid. Für den Anfang nützt dir das jedoch wenig und du solltest dir in solchen Fällen Mitstreiter suchen, die dich motivieren und deine Unsicherheit nehmen, wenn es schon Familie und Freunde nicht tun. Ach und übrigens - wenn du den Lästerern nachgibst, gibst du ihnen Recht. Und das willst du sicher nicht!

Trotzdem ist deine Zeit immer noch knapp. Das Argument "keine Zeit" hat viele Gründe. Zeitdiebe rauben dir Stunde um Stunde. Die meisten davon treffen sowohl auf deinen Job als auch auf dein Privatleben zu. Haben dein Chef oder deine Kollegen kurz vor Feierabend auch regelmäßig eine überraschende Information parat, die dich in Überstunden stürzen lässt? Und du kannst doch unmöglich "nein" sagen? Ähnlich geht es dir bei deinem sozialen Engagement. Ein Ehrenamt ist löblich, aber für viele auch die Einladung, sich zu immer mehr

Verpflichtungen überreden zu lassen. Verpflichtungen, die du einfach nicht delegieren kannst. Oder willst du nur nicht?

Viel öfters sind es jedoch die kleinen Dinge, die dir deine Zeit stehlen. Du schätzt die Länge deiner Aufgaben falsch ein und dadurch ist dein Tagesplan nach kurzer Zeit hinfällig. Wenn du überhaupt einen Tagesplan hast. Macht doch keinen Sinn, wenn immer plötzliche Überraschungen auftauchen. Sei es unerwarteter Besuch oder ein Anruf von Freunden oder Familie, oder schlicht und ergreifend eine E-Mail. Oder die neueste spannende Meldung aus den Nachrichten, die sich auf deinem Smartphone als Eilmeldung akustisch und optisch bemerkbar macht. Schnell mal nachschauen und die Minuten rinnen davon. Dein Leben ist nun einmal nicht planbar, schließlich ändern sich mehrmals am Tag die aktuellen Prioritäten. Das einzige was konstant bleibt, ist die permanente Hektik.

Um diese Zeitdiebe einzugrenzen, helfen sehr einfache Mittel. Verplane nicht deine gesamte Zeit, sondern bilde ausreichend Puffer zwischen deinen Aufgaben und Terminen. Mache Pausen und achte auf deine Leistungskurve – du bist nicht den ganzen Tag gleichmäßig produktiv. Schreibe deine Ideen, Gedanken und Aufgaben konsequent auf, das macht den Kopf frei für andere Aktivitäten. Und schließlich lerne NEIN zu sagen – nicht alles muss sofort und durch dich erledigt werden.

FINDE ZEIT FÜR SPORT

"Unsere Zeit ist so schnellebig, dass wir nicht einmal mehr Zeit finden, uns welche zu nehmen." (Ernst Ferstl)

Du hast nun die richtige Einstellung, hast ein Ziel und leider noch immer keine Zeit. Irgendetwas läuft hier schief. Du hast die falschen Prioritäten. Gib Sport eine sehr hohe Priorität in deinem Leben und es wird dir leichter fallen, die Zeit dafür zu finden. Wo steht der Sport in deinem Wertesystem? Hast du überhaupt ein solches? Natürlich hast du das, aber hast du dir das schon einmal bewusst gemacht? Wo stehen da Beziehungen und Familie, wo der Job, wo Besitz, wo deine Gesundheit und wo eben der Sport?

Verantwortlich für diese Priorität bist du. Und zwar allein. Nicht deine Familie, nicht dein Job oder welche Verpflichtung du auch immer hast. "Ich habe keine Zeit." versetzt dich in die Opferrolle und du gibst die Verantwortung ab. Willst du das? Dann brauchst du dich nicht zu wundern, wenn du auch wirklich keine Zeit hast. Ist dir Bewegung dagegen wichtig, werden die wilden Partys weniger, ausgedehnte Shoppingtouren beginnen dich zu langweilen und du erkennst die Sinnlosigkeit in stundenlangem Rumsitzen vor der Flimmerkiste, einem der größten Zeitfresser überhaupt. Drei Stunden sitzt der Durchschnittsdeutsche täglich vor dem TV. Den Großteil davon verwendet er sicher nicht zur Bildung, sondern um die Zeit totzuschlagen. Es könnte sein, dass du bald erkennen wirst, dass auf Sport zu verzichten die wahre Zeitverschwendung ist.

Eine gute Möglichkeit Sport in dein Leben einzubauen, sind Gewohnheiten. Mache den Sport zu etwas ganz alltäglichem, wie Wäsche waschen oder Zähne putzen. Die täglichen 20 Sit-Ups am Morgen sind ein Anfang und der erste kleine Schritt, um dir Zeit zu schaffen. Entwickle eine

Routine, in dem du immer zur selben Zeit zum Sport gehst. Immer mittwochs um 17:30 Uhr direkt nach dem Büro ist Fitnessstudio angesagt. Dein Fokus auf diese Gewohnheit ist dein Erfolgsfaktor und nach wenigen Wochen brauchst du auch keine Disziplin mehr, um den Termin nicht zu streichen. Wie du Gewohnheiten installierst, werden wir noch besprechen. Einen nächsten Punkt habe ich eben auch schon erwähnt - Termine. Sport ist ein Termin wie jeder andere. Selbst wenn du allein sportelst, ist es ein Termin mit dir selbst. Und diese Termine gehören in deinen Kalender. Sie haben die gleiche Priorität wie deine Business-Termine. Wenn du mit anderen zum Sport gehst, ist diese Planung natürlich notwendig. Warum dann nicht auch, wenn du allein trainierst? Apropos Gruppentraining. Feste Absprachen und der Zusammenhalt in einer Gruppe sind für viele der Schlüssel zur Regelmäßigkeit. Und Spaß macht der Sport in der Gemeinschaft ohnehin viel mehr.

Plane deswegen deine Trainingseinheiten und stimme sie mit deinem Umfeld ab. So kommt es zu weniger Reibungspunkten. Alle wissen Bescheid, dass du immer Samstag Mittag für eine Stunde Laufen gehst. Und alle finden es völlig normal und fragen dich sogar, wenn du mal eine Einheit ausfallen lässt. Noch ein Vorteil dieser Art von Abstimmung.

Falls du immer noch stöhnst, dass du keine Zeit hast, dann probiere folgende Tipps. Sport geht definitiv auch mit ganz wenig Zeit. Die Sit-Ups nach dem Aufstehen habe ich bereits erwähnt. Vor der morgendlichen Dusche noch ein paar Liegestütze und Kniebeuge eingeschoben und beim Zähneputzen auf einem Bein gestanden, schon ist etwas Bewegung in den Alltag integriert. Wenn du dich dann noch abends kurz dehnst, hast du schon drei Minuten pro Tag mit Übungen zum Muskelaufbau verbracht. Sport muss eine ganz normale Sache werden und nicht die Ausnahmesituation am Wochenende, wenn auch du mit den Zombies durch den Park hechelst. Und sicher hat dein Hotel auf der Dienstreise auch ein Treppenhaus. Meist etwas versteckt und etwas schäbiger als der Hochglanz-Aufzug. Da dort auch wenig Publikumsverkehr ist, bietet sich das perfekt für ein kurzes Ausdauertraining an. Einmal flott die Treppen auf und ab und du kommst sicher außer Atem. Wigald Boning beschreibt das in seinem amüsanten Buch "Bekenntnisse eines Nachtsportlers" eindrucksvoll. Man muss es ja nicht gleich wie er stundenlang machen. Geht aber natürlich auch.

Wenn dir drei Minuten nicht genügen und du trotzdem wenig Zeit hast, dann nutze funktionales Training. Dafür gibt es Apps und Übungen, die in weniger als 10 Minuten erledigt sind und trotzdem nicht spurlos an dir vorüber gehen. Bist du schon fortgeschritten, kannst du mal Freeletics probieren. Diese kurzen intensiven Einheiten von meist weniger als 30 Minuten Dauer haben noch jedem am Anfang einen ordentlichen Muskelkater beschert. Das ersetzt manche Stunde im Fitnessstudio und ist somit für Vielbeschäftigte ideal. Vor allem sind die Einheiten überall und meist ohne Equipment durchführbar. Ein weiterer Vorteil dieser kurzen intensiven Einheiten: Du kannst sie zu Hause durchführen. Damit entfällt der zeitliche Aufwand für das Packen deiner Sporttasche, die Fahrt zum Fitnessstudio und das Umziehen und Duschen vor Ort. Ein nicht zu unterschätzender zeitlicher Aufwand! Sorge dafür, dass du deinen Sport immer und überall machen kannst und die Hemmschwelle sinkt immens.

OPTIMIERE DEINEN ALLTAG

Natürlich wird dir das auf Dauer zu wenig sein. Wie schaffst du nun, für dein Ziel, für welches du brennst, Zeiten zu schaffen, ohne deine privaten Verpflichtungen und deinen Beruf zu vernachlässigen?

Ist dein Arbeitsweg kurz genug, bietet sich bei Wind und Wetter das Rad an. Mein Arbeitsweg ist dagegen fast 50km einfach und das ist selbst mir zu viel, um morgens und abends mit dem Rad zu fahren. Trotzdem fahre ich regelmäßig mit dem Rad nach Hause. Am liebsten mit dem Mountainbike, da man so dem Berufsverkehr der Großstadt am besten entfliehen kann. Diese knapp 2 Stunden sind für mich jedes Mal eine Wohltat und da der Weg mit dem Auto auch fast eine Stunde betragen würde, hab ich auch nur eine zusätzliche Stunde für ein effektives und spaßiges Training aufgebracht. Für den Hinweg ins Büro nutze ich dann immer den Zug bzw. die S-Bahn. Oder ich fahre abwechselnd mit Rad und Auto die Strecke. Im letzten Beispiel wurde es schon deutlich, nutze den Arbeitsweg für dein tägliches Training und fahre mit dem Rad. Oder nutze den Weg zum Bäcker. Die Familie freut sich sicher, wenn du am Sonntag morgen nach deiner Laufrunde frische Brötchen mitbringst. Übrigens kann man eventuell sogar zu Fuß zum Supermarkt gehen. Das Schleppen von Einkaufstüten ist auch eine Form von Training. Ist natürlich nicht unbedingt für die Großfamilie geeignet.

Das Rad-Beispiel hatten wir schon, aber wie wäre es, wenn du mal prüfst, ob auf dem Weg ins Büro nicht ein Schwimmbad liegt. Oder ein Fitnessstudio? So kann man das angenehme mit dem Nützlichen perfekt verbinden und startet gut in den Tag. Oder beendet den Arbeitstag auf diese Weise. Du fährst mit der Bahn? Warum nicht ein paar Stationen eher aussteigen und den Rest joggen? Es gibt gute kompakte Laufrucksäcke, die das ermöglichen. Oder du parkst dein Rad an dieser Station und fährst den

Rest.

Bei mir fährt eigentlich immer eine Sportausrüstung im Auto mit. Ab dem Frühjahr auch oft das Rad. So habe ich die Möglichkeit, direkt auf dem Heimweg irgendwo zu stoppen, und zu trainieren. Angenehmer Nebeneffekt – wenn ich nach dem Training dann nach Hause fahre, ist der Stau schon deutlich geringer. Wieder paar Minuten gespart. Auch verhindert man so, dass man zu Hause doch erst wieder auf der Couch oder am Kühlschrank landet.

Wenn du viel auf Reisen bist, gilt es, etwas besser zu planen. Doch nach kurzer Zeit findest du auch dafür eine Routine. Einen Grund, nicht Laufen zu gehen, gibt es eigentlich nicht. Laufen kann man von ganz wenigen Ausnahmen abgesehen immer und überall. Informiere dich einfach über die Lage deines Hotels und beginne den Tag mit einer Joggingeinheit. Oder beende ihn mit einem Lauf oder Krafttraining im hoteleigenen Studio statt wieder mal an der Bar abzuhängen. Es gibt kein Fitnessstudio in deinem Hotel? Egal – für Übungen mit dem eigenen Körpergewicht brauchst du das nicht und es genügt dein Zimmer. Dank meiner Dienstreisen habe ich viele tolle Laufstrecken kennen gelernt. Sei es an Donau, Main oder Rhein oder in der schwäbischen Provinz. Selbst in Wuppertal gibt es tolle Laufstrecken. Auch auf privaten Reisen mache ich das so. Legendäre Läufe durchs altertümliche Rom, durch das verschneite Dresden, an der Elbe in Hamburg, am Strand der Ostsee oder am Mittelmeer, durch den Wiener Prater oder die Donauinsel und als Highlight der Central Park in New York - überall war ich laufend unterwegs. Viele dieser Läufe haben sich tief in mein Gedächtnis gebrannt. Mehr als es ein Sightseeing-Spaziergang jemals tun kann. Überall wo ich erstmals bin, packe ich bald meine Laufschuhe aus und starte zu einem Sightseeing-Lauf. Kann ich dir dringend ans Herz legen! Es geht aber auch mehr. Ein guter deutscher Altersklasse-Triathlet hat als Außendienstler immer sein ganzes Equipment dabei und kennt in Deutschland und den angrenzenden Ländern so ziemlich jeden See. Auch fährt er regelmäßig irgendwo von der Autobahn ab und radelt einfach drauf los. Oder macht am Morgen Sport, wenn andere noch lange schlafen. So bekommt er sein Leben als Triathlet und Familienvater am besten auf die Reihe und kann sich regelmäßig für den Ironman Hawaii qualifizieren.

Die wenigsten von uns haben Zeit und Möglichkeit, um tagsüber zu trainieren. Wenn du dieses Buch hier liest, wirst du sogar zu 100% zu den Leuten gehören, die viele berufliche und private Verpflichtungen haben. Umso wichtiger ist Training zu den Randzeiten. Doch wann ist eigentlich der optimale Zeitpunkt für Sport? Wir kommen noch darauf zu sprechen.

Dir ist das noch nicht genug? Da geht noch mehr? Sicher geht das – warum nicht outsourcen? Was den großen Konzernen Recht ist, kann dem Privatmann nur billig sein. Musst du deinen Haushalt selber machen? Oder den Garten oder die Hemden bügeln? Man kann diese Dienstleistungen prima nach außen geben. Und damit meine ich nicht den Ehemann oder die Ehefrau, sondern Dienstleister, allerdings muss es das einem auch Wert sein. Ich für meinen Teil nutze das nur ganz rudimentär. Der Fantasie sind da allerdings keine Grenzen gesetzt. Und noch etwas kann man zumindest bei Trainingseinheiten machen, wo man sich nicht zu sehr konzentrieren muss. Weiterbilden. Warum nicht statt Musik einen spannenden Podcast oder ein Hörbuch zur Weiterbildung oder zur Unterhaltung hören? So vergeht die Zeit gleich doppelt so schnell.

Mit den drei Säulen Analysieren – Mindset finden – Optimieren bist du nun bereit, für mehr Sport im Alltag.

Dein Schweinehund kann zukünftig die Ausrede „keine Zeit" stecken lassen und muss sich was Neues einfallen lassen.

WIE DU DEINEN
INNEREN SCHWEINEHUND BESIEGST

„Du kannst Resultate oder Ausreden haben. Nicht beides."
(unbekannt)

Kommen wir also nun zum Hinderungsgrund Nummer 1. Jeder kennt ihn, keiner mag ihn – den inneren Schweinehund. Und jeder hat ihn – wirklich jeder. Egal, ob du Profisportler oder absoluter Couchpotato bist, nur die Größe unterscheidet sich. Hast du einen ausgewachsenen Schäferhund neben dir sitzen oder ist es doch nur ein kleines Schoßhündchen? Ist „ab morgen mache ich mehr Sport" eine deiner liebsten Aussagen? Und ist dieses „morgen" niemals heute? Dazu eine kleine Geschichte…

Der tägliche Kampf mit dem Schweinehund

Ich komme kurz nach 18 Uhr aus dem Büro nach Hause. Der Tag war stressig, tausend Gedanken gehen mir durch den Kopf und ich bin hungrig. Also erst einmal etwas essen. Ach halt – ich wollte heute doch Sport machen! Egal – jetzt hab ich das Essen schon gemacht, dann kann ich es auch vertilgen. Schnitt.

20:00 Uhr – Das Essen war lecker. Aber mal wieder viel zu viel, denke ich so, als ich mit dem Tablet in der Hand auf der Couch fläze und mich von Internet und belanglosem TV berieseln lasse. Dabei zappe ich demotiviert durch die Kanäle und hüpfe zwischen den Webseiten umher. Alles Mist, was da kommt, aber heute wird das trotzdem nichts mehr mit Sport. Zu spät! Schnitt.

Gegen 23:00 Uhr wache ich auf der Couch auf, könnte ja eigentlich auch ins Bett gehen. Die Abendtoilette und der kurze Gang ins Schlafzimmer lässt mein Gewissen wieder wach werden. Ich liege im Bett und denke mir: „Warum geht das eigentlich seit Monaten so, dass ich mich nicht zum Sport aufraffen kann? Ich bin einfach nicht stark genug und so gar nicht diszipliniert. Ich bin halt einfach mal so. Da kann man nichts machen. Sollte man aber…" Das Bier am Abend und die Süßigkeiten unterstreichen diese Gedanken noch und so schlummere ich unzufrieden ein.

Kommt dir das bekannt vor? Erkennst du dich? Das war ich – regelmäßig – bis vor etwa 7 Jahren. Mein Schweinehund war eine riesige Dogge und der Weg des geringsten Widerstandes mein ständiger Begleiter. Wie du bereits weißt, kommt das heute nur noch in Ausnahmefällen vor. Wie also nun diesen Schweinehund besiegen? Gar nicht! Es geht nicht, denn dein Schweinehund ist dein steter Begleiter. Wenn du diese Erkenntnis gewinnst, hast du schon fast gewonnen.

Erkenne deinen Schweinehund

Dein Schweinehund ist immer da. Also wirklich ausnahmslos! „Ich müsste, ich sollte, ich könnte" sind seine beliebtesten Sprüche und führen immer zum Scheitern. „Ich sollte mehr Sport machen." Was heißt das überhaupt? Welchen Sport? Wann, wo und wie viel? Das ist einfach zu ungenau und damit der beste Freund deines Schweinehundes. Und da ist etwas, das mag er ganz und gar nicht –Veränderung. „Ist doch schließlich gerade bequem so auf der Couch." Was er dagegen ganz besonders mag, sind Ausreden. Dein Schweinehund ist ein Meister darin und je mehr Sportmuffel du bist, desto phantasievoller werden die Ausreden.

• **Ich habe keine Zeit.**

Der Klassiker und die Ausrede Nummer 1. Unangefochten! "Heute habe ich einfach zu viel zu tun, aber morgen gehe ich laufen." Kennst du? Alles was du morgen machst, ist nicht gemacht. Keine Zeit heißt keine Priorität, dabei ist doch Gesundheit unser wichtigstes Gut.

Du hast nur den einen Körper, auch wenn du zu viel zu tun hast. Auch wenn du dich selbstlos um andere kümmerst, seien es deine Kinder oder andere Verwandte, deine Kollegen oder Freunde. Du bist schließlich nicht egoistisch. Bist du nicht? Wie egoistisch ist es eigentlich, dein geistiges und körperliches Wohlbefinden zu riskieren? Außerdem reden wir nicht davon, dass du dir nun Stunden über Stunden für Sport frei schaufeln musst. Das ist anfangs völlig unrealistisch. Schon 20-30 Minuten pro Tag genügen völlig. Ein paar wenige Minuten am Morgen direkt nach dem Aufstehen und noch ein paar am Abend, wenn du nach Hause kommst. Schon hast du eine gute Basis.

- **Ich bin zu müde.**

Etwas was man gerne von Leuten hört, die nach einem anstrengenden Bürotag nach Hause kommen. Die Müdigkeit findet im Kopf statt und kommt in der Regel von zu wenig Bewegung und nicht von zu wenig Schlaf. Gönne doch deinem Kopf eine Dusche - eine Sauerstoffdusche durch etwas Sport. Danach wirst du dich auch wieder fitter fühlen. Schlafen solltest du ohnehin ausreichend. Allerdings ist das natürlich individuell. Noch etwas führt zu Müdigkeit - schlechte Ernährung. Ich bin ganz sicher kein Fan irgendwelcher Ernährungskonzepte, aber zu viele Kohlenhydrate machen müde. Kennst du sicher vom Suppenkoma nach der Mittagspause. Dein Körper ist dann einfach viel mehr mit der Verdauung beschäftigt und hat keine Energie mehr für den Sport.

- **Ich habe zu viel Stress.**

Diese Ausrede geht oft mit dem "Keine-Zeit"-Syndrom einher. Besonders in arbeitsreichen Zeiten, wo Überstunden an der Tagesordnung sind. Vielleicht hat dein Stress auch mit Ärger in der Arbeit zu tun? Läuft es nicht so und hast du Probleme? Die gehen zwar durch Sport auch nicht weg, aber dein Kopf wird frei und deine Gedanken kommen durch Bewegung in andere Bahnen.

- **Ich habe keine Gelegenheit.**

Diese Ausrede ist bei allen beliebt, die dienstlich oft unterwegs sind. Doch sind wir mal ehrlich, Laufschuhe passen sogar ins Handgepäck. Wer fit sein will, braucht nicht einmal unbedingt Sportklamotten, braucht auch keine überteuerten Sportgeräte und erst recht keine Mitgliedschaft in einem Fitnessstudio. Es gibt so viele Möglichkeiten, sich sportlich zu betätigen. Selbst im Büro gibt es Möglichkeiten. Nimm die Treppe (und nicht den Aufzug) etwas schneller oder zwei Stufen auf einmal. Bei Telefonaten bietet sich an, in Bewegung zu bleiben. Ständig auf den Hintern zu hocken ist ungesund, probiere doch mal ein Stehpult aus oder stehe in Meetings auf. Und die Mittagspause kann man prima für eine Trainingseinheit nutzen. Steht dir im Büro keine Dusche zur Verfügung, dann mache wenigstens einen flotteren Spaziergang. Und wer tatsächlich seine Abende in Hotels verbringt, sollte mal den Abend an der Bar mit den Kollegen ausfallen lassen und statt dessen einfach laufen gehen. Das kann man schließlich überall. Noch nicht genug? Wenn du vorm Fernseher abhängst, kannst du im nächsten Werbeblock mal eine Minute lange abwechselnd aufstehen und dich wieder hinsetzen. Einfach und wirkungsvoll. Sieht auch keiner und wenn doch, dann macht es gemeinsam.

- **Das bringt doch nichts.**

Du hast nur Zeit für wenige Minuten Sport täglich? Das bringt doch dann nichts! Ist das so? Eher nicht, denn auch dein Körper kennt den Zinseszins-Effekt. Täglich nur wenige Minuten in deinen Körper investiert und du bist belastbarer, fitter und geistig wacher. Wie viele

Minuten pro Woche ist dir das wert? Hoffentlich mehr, als du für dein Auto oder deine Spielekonsole verwendest. Denn schon diese wenigen Minuten können dein Leben verlängern. Laut einer Studie verursacht Inaktivität weltweit etwa 10% der Todesfälle. Zu viel Sitzen ist für 6% der Herzkrankheiten, 7% der Diabetes-Fälle und sogar 10% von Brust- und Darmkrebs verantwortlich.

- **Ich habe keine Ausrüstung.**

Du hast nur ein paar Laufklamotten und die sind "zufällig" gerade in der Wäsche? Ohnehin ist dein Sportoutfit schon einige Jahre alt und vom vielen Liegen im Schrank ganz ausgeleiert. Dann wird es Zeit für eine neue Ausrüstung. Du brauchst dazu ganz sicher nicht tief in die Tasche greifen. Kaffeeröster und Discounter bieten regelmäßig Aktionen mit günstigen und in den meisten Fällen auch sehr brauchbaren Sportsachen. Equipment für Sport kann teuer sein, muss es aber nicht. Und als Ausrede für mangelnde Bewegung geht das nicht durch. "Keep it simple" ist hier das Motto.

- **Das Wetter ist schlecht.**

Du gehst nur Laufen, wenn es nicht regnet und es über 10 Grad sind? Bist du aus Zucker? Der Punkt schließt sich nahtlos an die vorherige Ausrede an. "Es gibt kein schlechtes Wetter, nur unpassende Kleidung", sagt eine Redewendung so treffend. Das gilt sowohl für Regen, Schnee, Sonne oder was auch immer. Nur bei Gewitter wäre ich vorsichtig und würde meinen Sport eher nach drinnen verlegen.

- **Ich kann das nicht.**

Bist du zu alt, zu unsportlich und hast kein Talent? Zumindest redest du dir das immer wieder ein? Ist dein

Selbstvertrauen bereits so im Keller, sollten deine Ziele klein sein. Ganz klein – kleiner geht es nicht. Wie wäre es mit fünf Minuten Bewegung pro Tag. Nur 5 Minuten!!! Auch Anfängerkurse sind beliebt und dort gibt es mehr von Leuten wie dich. Denk dran, jeder Marathonlauf beginnt mit dem ersten Schritt und der ist für alle gleich. ALLE! Bewegung muss allerdings nicht einmal zwingend etwas mit Sport zu tun haben. Wie wäre es mit Tanzen oder mit den Kindern toben? Selbst Gartenarbeit ist körperliche Betätigung. Alles was dein Herz und deine Atmung beschleunigt, zählt als Bewegung. Ja - Sex gehört auch dazu. Kannst du das auch nicht?

- **Ich habe keine Lust.**

Schwieriger Fall und zugegebenermaßen die größte Hürde - du kannst dich nicht aufraffen. Dann braucht es ganz kleine Brötchen und die Extraportion Motivation. Suche dir Mitstreiter - Familie, Freunde, Kollegen, egal - und animiert euch gegenseitig zu Spaziergängen. Hole dir eine Schrittzähler-App für dein Smartphone und vergleicht euch. 7000 Schritte am Tag sollten es sein, 9000 wären optimal und schon hast du genügend Bewegung, um gesund zu bleiben. Vergleicht euch mit dieser kleinen Challenge. Und ein schöner Nebeneffekt, du wirst immer aktiver und deine Unlust sinkt. Schwierig ist nur der erste Schritt und diese Hürde musst du nehmen.

- **Mir geht es nicht gut.**

Du hast zu viel oder zu wenig gegessen, hast Kopfschmerzen oder fühlst dich einfach unwohl? Auch hier hilft moderate Bewegung. Selbst bei leichter Erkältung ist lockere Bewegung eher förderlich. Bei Grippe gehörst du allerdings ins Bett! Falls du ernsthaft verletzt bist, so gibt es natürlich klare Einschränkungen. Dein Fuß ist gestaucht? Es gibt prima Übungen für den Rücken, die

Arme und den Bauch. Suche Alternativen nicht Ausreden…

Lerne mit deinem Widerstand und deiner Angst umzugehen

Angst? Du hast doch keine Angst vor Sport! Das nicht, aber du hast Angst vor Veränderung. Das eint uns Menschen. Deshalb musst du lernen, mit diesen Widerständen umzugehen. Du willst mehr Sport machen, aber warum eigentlich? Was ist deine Notwendigkeit, was dein Verlangen, dass zu diesem Wunsch führt? Willst du es wirklich? Natürlich willst du es – es tut dir schließlich gut. Mache also präzise Angaben zu deinem Vorhaben und zwar so präzise es geht. Das ist zum Beispiel präzise:

- Am 23.07.2016 möchte ich in München an einem 10km-Lauf teilnehmen.
- Ich gehe jede Woche am Freitag zum Yoga-Kurs ins Studio XYZ.
- Jeweils Dienstag und Donnerstag ab 17:30 Uhr bin ich für eine Stunde im Fitnessstudio.
- Ich mache jeden zweiten Tag ein Workout zu Hause mit dem Eigengewicht.
- Immer Samstag früh um 9:00 Uhr nehme ich am Lauftreff teil.

Verstehst du was ich meine? „Ich möchte mehr Sport machen", ist nicht präzise und auch kein Vorhaben. Du erinnerst dich doch sicher an die Zielfindung. Dort bekommst du den genauen Weg zu deinem Ziel aufgezeigt.

Und noch etwas ist wichtig – extrem wichtig sogar, weil es ein ganz typischer Anfängerfehler ist. Du nimmst dir zu viel auf einmal vor. Du kennst die Heldengeschichten im Internet, wie jemand in wenigen Monaten unendlich viel abnahm und dann noch einen Marathon lief. Super für diese Person, aber das ist nicht das reale Leben. Das bist nicht du. Starte langsam und gehe Schritt für Schritt…

SCHLUSS MIT DEM AUFSCHIEBEN!

"Was heute nicht geschieht, ist morgen nicht getan." - *Johann Wolfgang von Goethe*

Goethe drückt sich gewohnt gewählt aus, der moderne Volksmund sagt: "Was du heute kannst besorgen, das verschiebe ruhig auf morgen." Und meint das gleiche. Was recht lustig klingt, ist gelebte Realität bei vielen Menschen. Auch bei dir? Mir ging es lange Zeit so und auch heute erwische ich mich noch dabei, dass ich hin und wieder etwas aufschiebe. 5 vor Zwölf ist schließlich noch früh genug und morgen kann ich auch noch Sport machen. Je selbstbestimmter man lebt, desto höher ist die Gefahr des Aufschiebens. Dabei gibt es Dinge, die lassen sich einfach nicht aufschieben. Gesundheit ist so ein Aspekt, womit wir wieder beim Thema Sport sind.

Was ist diese Aufschieberitis?

Aufschieben bedeutet, dass du es vermeidest, dich konsequent, zeitnah und stressfrei einer Sache zu widmen und diese solange vor dir her schiebst, bis sie dringend wird. Aufschieberitis ist dabei das deutsche Wort für Prokrastination, dem Fachbegriff in der Psychologie. Und es ist ein Mode-Begriff geworden, denn jeder schiebt auf. Der eine mehr, und der andere weniger. Du zögerst den Beginn deiner Aufgabe bis zuletzt hinaus? Dabei schaffst du tagelang gar nichts, bis das schlechte Gewissen siegt und du es auf den letzten Drücker in mäßiger Qualität erledigst? DAS ist Aufschieben! Oder eben der Sport, den du immer morgen nur nicht heute machst.

Dabei gibt es viele Gründe für das Aufschieben und bevor wir die gemeinsam näher beleuchten, möchte ich dir ein paar Gedanken nennen, die meist mit dem Aufschieben verbunden sind:

- Morgen beginne ich ganz sicher.
- Ich habe jetzt noch was Wichtiges zu tun, aber danach geht es los.
- Ich bin noch nicht in der richtigen Stimmung.
- Wo soll ich nur anfangen? Ich weiß es einfach nicht.
- Ich habe doch noch so lange Zeit bis zum Wettkampf.
- Ich brauche den Druck, um besser trainieren zu können.

Kennst du? Zumindest ein paar? Bestimmt, oder? Aufschieben hat Gründe, die fünf häufigsten nenne ich dir im Folgenden:

- **Zu viel Ablenkung**

Der Grund Nummer 1 – unangefochten! Besonders häufig durch Internet und Social Media. Gibt dein Smartphone auch permanent Geräusche von sich, weil du bei Whatsapp oder Facebook wieder eine neue Nachricht bekommen hast? Und natürlich schaust du nur noch schnell mal dort nach und stellst eine halbe Stunde später fest, dass du noch immer dein Smartphone in der Hand hast. Social Media und besonders Facebook sind ein absoluter Zeitfresser. Denk das nächste Mal daran, wenn du wieder einmal Katzenvideos anschaust, dass dich das von deinem Training abhält. Man kann das Internet sogar deaktivieren, um konzentrierter zu arbeiten! Und beim Sport darf das Smartphone zu Hause bleiben, wenn du dich nicht beherrschen kannst.

- **Zu hoher Leistungsdruck**

Das ist gerade in der heutigen Zeit für viele ein ernst zunehmendes Problem. Besonders häufig ist es bei Perfektionisten anzutreffen. Bist du perfektionistisch veranlagt? Sei unperfekt und verinnerliche die 80/20-

Regel. In 20% der Zeit erledigen wir 80% der Aufgabe. Und das ist meist absolut ausreichend. So schaffst du dir Zeit, die du beim Sport nutzen kannst. Du findest aber alles auf den letzten Drücker zu erledigen ist viel cooler und spannender? Jaja der typische Feuerwehrmann, der am Ende mit dem Supermann-Kostüm bekleidet, die Aufgabe auf die Sekunde beendet. ToDo-Listen und frühzeitiges Erledigen ist schließlich etwas für Spießer! Was für ein Quatsch – es ist etwas für erfolgreiche Menschen. Und wer will keinen Erfolg? Und wer will keine Zeit für Sport?

- **Falsche Einschätzung des Aufwandes**

„Ach das ist doch gleich erledigt, das mache ich morgen schnell nebenbei." Aus dem Nebenbei wurden dann mehrere Stunden und die Deadline sitzt dir unbarmherzig im Nacken. Der Sport fällt mal wieder dem zum Opfer. Bekanntes Phänomen? Dann überlege dir bereits beim Notieren der Aufgabe, wie lange du schätzt, dass sie dauert. Nach dem Erledigen prüfst du die Zeit und gleichst sie ab. So wird deine Einschätzung Stück für Stück besser.

- **Angst vorm Scheitern**

Dir läuft ein Schauer über den Rücken, wenn du an den nächsten Wettkampf denkst? Dann hast du Angst vorm Scheitern. Dabei gehört Scheitern zum Leben dazu. Jeder Sportler kennt bittere Niederlagen und die besten lernen daraus und werden stärker.

Manchmal hilft es, sich einfach mal die Folgen der Aufschieberitis vor Augen zu halten. Schiebst du auf, betreibst du ein mieses Zeitmanagement. Du unterschätzt die Notwendigkeit, dass deine Ziele und die daraus resultierenden Aufgaben ein wichtiger Faktor für deine Motivation im Leben sind. Sei dir bewusst, was dir wichtig ist. Das Resultat regelmäßigen Aufschiebens sind noch mehr Unzufriedenheit und ein deutlich höherer Stresslevel. Denn in Wahrheit schiebst du die Aufgaben nicht vor dir her, sondern sie verfolgen dich, bis sie erledigt sind. Das ist sicher nicht gesundheitsfördernd!

Was tun gegen Aufschieben?

Einige Möglichkeiten, um endlich ins Handeln zu kommen und das lästige Aufschieben einzudämmen, habe ich dir bereits genannt. Hier nun 10 konkrete Handlungsanweisungen, die dir sofort helfen!

1. Plane deinen Tag

Vergiss die Jahresplanung und das große Ganze. Das was jetzt zählt ist einzig der heutige Tag. Halte alle deine Aufgaben schriftlich fest. Vergiss aber auch dein Hobby, also deine Leidenschaft, nicht. Sport gehört genauso dazu wie deine sonstigen Verpflichtungen. Für mich ist die Tagesplanung der wichtigste Schritt.

2. Teile deine Aufgaben

Du erinnerst dich an die Salamitaktik? Zerlege dein großes Ziel in kleinste Teile und setze dir jeweils für die Teilaufgabe eine Frist. So kommst du ins Handeln und kannst auch große Ziele meistern.

3. Fange einfach an

Ziehe deine Sportklamotten an und gehe vor die Türe. Beginne jetzt und das für nur 5 Minuten. So nimmst du die Starthürde. Danach kannst du wieder aufhören und dich anderen Dingen widmen. Probiere es und du wirst merken, dass die fünf Minuten immer länger werden.

4. Schreibe Trainingstagebuch

Wenn du aufschreibst, was du täglich trainiert hast, führst du dein Aufschieben als Protokoll vor dein geistiges Auge. Viele merken nämlich gar nicht mehr, dass sie permanent wichtige Dinge vor sich her schieben.

5. Schalte das Internet ab

Eliminiere externe Einflüsse. Deaktiviere die Benachrichtigungen und schalte dein Telefon auf lautlos oder – noch besser – in den Flugmodus. Da schlägst du gleich zwei Fliegen mit einer Klappe.

6. Belohne dich

Du hast heute deine geplante Trainingseinheit absolviert? Belohne dich! Es muss nicht gleich etwas großes sein. Wie wäre es mit einem Stück Schokolade, einem Feierabendbier oder einen Spaziergang am Abend? Auch das steigert langfristig die Motivation.

7. Verabrede dich

Du schiebst immer wieder vor allem den Sport auf? Dann verabrede dich mit Freunden oder Bekannten zum gemeinsamen Workout. Ein bisschen sozialer Druck gefällt der Aufschieberitis so gar nicht!

8. Trainiere deine Selbstdisziplin

Ab und zu muss man einfach seine Komfortzone verlassen, sonst wird das nichts mit den Zielen. Und genau dafür brauchst du etwas Selbstdisziplin, die man aber trainieren kann.

9. Entwickle Routinen

Gewohnheiten sind eine Macht! Oder denkst du noch morgens darüber nach, dass du dir die Zähne putzt? Eben – und genauso kannst du dir jede Sache zur Routine machen. Morgens aufstehen, Laufschuhe an und eine Runde um den Block getrabt - eine Routine kann so entspannend sein.

10. Eat-The-Frog

Eine Methode für Fortgeschrittene! Jeden Morgen den Frosch zu essen, macht viele Menschen produktiver. Konkret heißt das, du sollst die schwierigste und vor allem unangenehmste Aufgabe des Tages am Morgen als erste machen. Das motiviert ungemein.

Wichtig zu wissen ist, dass jeder Mensch etwas aufschiebt. Vor allem, wenn wir die freie Entscheidung über unser Handeln haben. Das ist auch gar kein Problem, doch regelmäßiges Aufschieben hat meist schlimme Folgen.

Die Zeit der Ausreden ist vorbei. Verzichte auf kreative Ausreden, starte jetzt und erreiche deine Ziele. Nur du kannst dir dauerhaft dabei helfen. Aktuell hilft der sprichwörtliche Tritt in den Allerwertesten vom Partner, Freunden oder dir. Langfristig hilft allerdings nur die Frage nach dem „Warum" zu klären. Warum tust du, was du tust? Und damit ist nicht das Aufschieben gemeint.

JETZT GEHT'S LOS – MIT SPORT ANFANGEN

"Das Geheimnis des Erfolgs ist anzufangen." - Mark Twain

Starte sofort und jetzt. Wie schon geschrieben, das wichtigste ist der Start. „Was du heute kannst besorgen, das verschiebe nicht auf morgen", sagt das im vorherigen Abschnitt verhöhnte Sprichwort im ursprünglichen Sinne voller Wahrheit. Also mache und nehme dir nicht nur vor. So gibst du der Aufschieberitis keine Chance, denn die ist am Anfang dein größter Feind.

Aber ein Hinweis schon vorab – beginne langsam und bremse dich gerade in der anfänglichen Euphorie. Weniger ist gerade am Anfang mehr. „Keep it simple" / "Halte es einfach" – das Sprichwort gilt auch für den Sport. Wie oft sieht man bestens ausgestattete Anfänger durch die Parkanlagen traben – mit Hightech-Pulsuhr, Smartphone für Kopfhörer und Trinkgürtel für die 15-Minuten Runde. Braucht es alles nicht. Ich mag technisches Equipment, habe selbst eine Hightech-Uhr, aber ich nutze diese Uhr auch. Als Anfänger brauchst du nur ein paar Sportschuhe. Nicht einmal neue Laufschuhe sind für die ersten Einheiten notwendig. Bleibst du dran, sind sie allerdings unbedingt zu empfehlen. Dass beim Radfahren dein rostiges Stadtrad genügt, hatten wir ja bereits geklärt. Natürlich sagen die Fachgeschäfte und Fitnessstudios etwas ganz anderes – logisch sie verdienen ja daran. Und am meisten an denen, die einmalig ein teures Equipment kaufen und es dann höchstens zweimal benutzen. Oder nehmen wir die Verpflegung: Lass sie weg. Du hältst das kurze Training zu Beginn problemlos ohne Wasser oder gar Energiegetränke durch. Und auf Sportfood solltest du bei deinen Einheiten am Anfang ohnehin verzichten.

Viele Anfänger fragen nach einem Trainingsplan. Wozu? Gerade die ersten Wochen haben nur ein Ziel –

dich an den Sport zu gewöhnen. Beginne langsam, sehr langsam. Jogge und gehe im Wechsel, radle nur eine halbe Stunde oder mache nach jeder Bahn eine kurze Pause, um wieder normal zu Atem zu kommen. Hältst du das durch, wirst du nach kürzester Zeit erstaunliche Fortschritte erzielen. Regelmäßigkeit ist das erste Ziel, nicht Geschwindigkeit oder Umfang. Lieber 3-4 mal pro Woche 10-20 Minuten Sport als einmal am Wochenende sich eine ganze Stunde am Anschlag zu schinden. Wenn du nach deinem Training völlig kaputt bist und tagelang Muskelkater hast, war es definitiv zu hart. Steigere dich langsam, aber stetig. Hast du die Anfangshürde genommen und machst bereits einige Monate Sport, hat ein Trainingsplan natürlich Sinn. Vor allem, wenn man ein konkretes Ziel hat. Aber dazu in den Folgekapiteln mehr.

Und noch etwas solltest du von Anfang an machen. Etwas, was nicht direkt mit Sport zu tun hat. Bewege dich so viel wie möglich! Benutze die Treppe statt den Aufzug, gerne auch flotter und gehe im Büro zu den Kollegen hin, statt Telefon oder Chat zu nutzen. Jeder Schritt zählt hin zu einem aktiveren Leben.

WIE OFT SOLL ICH SPORT MACHEN?

"Wer glaubt, keine Zeit für seine körperliche Fitness zu haben, wird früher oder später Zeit zum Kranksein haben müssen. Für was hast Du Dich entschieden?" (chin. Weisheit)

Da gibt es nur eine Antwort: Es kommt drauf an. Wie fit bist du? Was ist dein Ziel? Was dein Sport? Eine pauschale Aussage bringt da nichts. Versuchen wir es dennoch. Zum Start solltest du klein beginnen. Machst du zum ersten Mal seit vielen Jahren wieder Sport ist zweimal pro Woche ausreichend, um deinen Körper wieder an die Belastung zu gewöhnen. Zwei Tage Pause nach jedem Training hat sich hier als sinnvoll erwiesen. Mehr ist aber auch nicht gut, da dein Körper schnell wieder vergessen wird. Sobald du etwas fitter geworden bist, kannst du auf 3-4x erhöhen. Sprich, ein Tag Pause nach jeder Einheit. Gerade wenn du am Anfang besonders motiviert bist, willst du dich jeden Tag bewegen. Das ist falsch - zumindest für Einsteiger. Muskeln wachsen während der Regeneration. Gönne deinem Körper die notwendigen Pausen, und du wirst länger mit Spaß bei der Sache bleiben.

Gehörst du schon zu den fortgeschrittenen Sportlern und hast große Ziele, so kann es durchaus sein, dass du 6-7 Tage in der Woche trainieren solltest. Natürlich nicht jeden Tag das gleiche. Triathleten sind so ein Fall. Wegen der drei völlig verschiedenen Sportarten müssen sie fast täglich trainieren. Während der Saison von etwa Januar bis - je nach Wettkampf - August trainiere ich durchschnittlich an 5-6 Tagen die Woche. Sommersportler werden im Winter gemacht und deshalb ist es notwendig, so früh wie möglich im Jahr zu starten.

Es gibt aber auch die Sportler, die ihr festes Programm haben und das täglich durchziehen. Also morgens aufstehen und auf die Hausrunde gehen. Dagegen ist bei entsprechendem Fitnesszustand nichts einzuwenden, doch deine Leistung wirst du damit nicht steigern können. Ist dein Ziel aber eine allgemeine Fitnesserhaltung und der Stressabbau ist das völlig in Ordnung und sogar förderlich. Ebenso eine Rolle bei der Frage "Wie oft?" spielt die Intensität und Dauer deines Trainings. Nach einer dreistündigen Laufeinheit schreit dein Körper ebenso nach einer Pause, wie nach einem harten Intervalltraining. Folge seinen Rufen!

Kommen wir zurück zu den Wiedereinsteigern. Nach einigen Wochen Training empfiehlt sich ein Rhythmus, der zum Beispiel folgendermaßen aussehen könnte.

- Montag: frei
- Dienstag: Laufen
- Mittwoch: frei
- Donnerstag: Krafttraining im Fitness-Studio
- Freitag: frei
- Samstag: lockere Ausdauer (Schwimmen)
- Sonntag: längere Ausdauer (Rad)

Mit diesem Rhythmus über einige Wochen gehalten, bist du zum Beispiel in der Lage, einen Volkstriathlon mit 400m Schwimmen, 20km Radfahren und 5km Laufen zu absolvieren.

WANN IST DER
OPTIMALE ZEITPUNKT FÜR SPORT?

Die Frage nach dem optimalen Zeitpunkt für Sport wird in Sportlerkreisen sehr emotional diskutiert. Vor allem, wenn es um den Sport am Morgen geht. Für viele eine sehr unschöne Vorstellung, vom Bett direkt in die Sportklamotten zu springen. Für mich übrigens auch – aber dazu später mehr. Vorher möchte ich Kerstin Leicht zitieren, eine befreundete Sportlerin mit großer Leidenschaft zum Frühsport.

Kerstins Weg von der Nachtigal zur Lerche

- *16.30 Uhr am Arbeitsplatz: … und noch eine Email ploppt im Posteingang auf, die unbedingt heute noch ausführlich beantwortet werden will.*

- *17.00 Uhr: Der Kollege spaziert vorbei und zwingt mir auch noch 10 Minuten Smalltalk auf. Normalerweise liebe ich ihn für diese kurzweilige Ablenkung, aber heute scharre ich schon nervös mit den Hufen. Ich will doch zum Rudtraining.*

- *17.30 Uhr: Auch das noch, jetzt fängt es doch zu regnen an. Der Wetterbericht hat sich mal wieder getäuscht mit dem Versprechen, es bliebe im Münchner Umland trocken. Größtenteils – hat er versprochen. Ich befinde mich prompt in dem kleinen Teil… Das mit der Radrunde wird nichts mehr, also auf ins Schwimmbad. Zum Glück hat ein Triathlet genug Trainingsalternativen.*

- *18.15 Uhr: Olympiabad. Klar. Die anderen konnten auch alle nicht Rad fahren. Und sind jetzt schwimmen. Dazu drei Bahnen Vereinstraining – und der Trainer scheint heute den Fokus auf Delphin zu legen. Wellengang quasi wie beim Triathlonstart im offenen Meer bei Windstärke 8. Genervt versuche ich mein Schwimmtraining abzuspulen, trainiere aber eher „Überholen, Ausgebremstwerden, Schläge-von-Vorder-und-Hintermann-einstecken. Wettkampf live.*

- *19.45 Uhr: Ich eile aus dem Bad zur U-Bahn, um doch noch ein paar Tomaten und Käse beim nächsten Supermarkt zu erwischen.*

Und ich nehme mir vor: Das nächste Mal gehe ich frühschwimmen.

So fing es bei Kerstin an mit dem Frühsport, dem Training am frühen Morgen. „Der frühe Vogel fängt den Wurm". Die Chance, entspannt mit der ersten Trainingseinheit in der Tasche in die Arbeit zu gehen, ist ihr viel wert. So viel, dass sie auch im Winter gerne vor 6 Uhr aufsteht und eine Stunde bei 5 Grad Minus durch die Dunkelheit rennt. Für Kerstin ist das die beste Möglichkeit, einem unberechenbaren Zeitplan vom Chef entspannt zu folgen; unerwartete Launen von Petrus stören sie nicht mehr – und sie kann im Hallenbad einigermaßen ungestört ihre Bahnen ziehen. Zudem ist sie morgens meist die Wacheste, Fitteste und Motivierteste in der Arbeit. Und natürlich ein bisschen stolz, wenn die Kollegen mit Kopfschütteln kommentieren, dass ein 15km Lauf nicht mal abends für sie vorstellbar wäre.

Soweit Kerstins Geschichte zum Frühsport. Es gibt noch weitere Argumente für Sport am Morgen. Morgentraining hilft gegen negative Stimmung. Gerade in Zeiten, wo du dich traurig, kraftlos, depressiv fühlst, kennst du das vielleicht: Sobald du morgens im Bett wach wirst, beginnt schon wieder das Nachdenken und Grübeln. Also – am besten Wecker stellen, sofort raus aus dem Bett mit Programm. Nach einer Trainingseinheit fühlst du dich gleich stärker und schöpfst Kraft und Mut für den kommenden Tag.

Du bist kein Frühaufsteher – eher eine Nachteule? Früh ins Bett ist der erste Schritt. Versuche rechtzeitig zu Bett zu gehen. Wie viel Schlaf brauchst du? 7 Stunden?Für die Laufrunde müsstest du um 6 Uhr aufstehen? Das Schwimmbad macht um 7 Uhr auf? Also 23 Uhr ins Bett. Klingt doch gar nicht so schlimm oder? Immens wichtig ist es, bereits abends dein Equipment vorzubereiten. Willst du am nächsten Morgen laufen, Radfahren oder schwimmen, dann lege dir am Abend zuvor die entsprechende Ausrüstung zurecht. Erstens verlierst du dann morgens weniger Zeit, (kannst also ein paar Minuten länger schlafen), machst dir weniger Gedanken beim Einschlafen und der gute Vorsatz zum Frühsport liegt mit dem Aufwachen gleich griffbereit.

Das Plädoyer für Sport am Morgen hast du nun also gehört. Und ich ebenso, aber ich habe Kerstin zugehört, es zur Kenntnis genommen – und nicht umgesetzt! Der frühe Vogel kann mich mal! Regelmäßiger Sport am Morgen ist einfach nichts für mich und dabei zähle ich durchaus zur Kategorie der Frühaufsteher. Auch leistungsfähig bin ich eigentlich direkt nach dem Aufstehen. Oder sagen wir besser – mein Gehirn ist leistungsfähig. Quasi der Geist ist willig, doch das Fleisch ist zäh.

Dementsprechend plane ich auch meine Morgenaktivitäten. Ich lese gerne, höre noch lieber Podcasts und auch geistige Arbeit bereitet mir direkt am Morgen wenig Schwierigkeiten. Nur Bewegung fällt mir schwer. In Zeiten intensiven Trainings muss ich mich überwinden, sonst bekomme ich die Einheiten am Tag einfach nicht unter. Schwimmen geht dabei noch am besten, zumal sich das perfekt in den Arbeitsweg integrieren lässt. Doch Laufen oder gar Radfahren – sehr schwierige Vorstellung.

Anders verhält es sich beim abendlichen Sportprogramm. Oft schlüpfe ich direkt noch im Büro in die Sportklamotten und drehe Lauf- oder Radrunde. Nicht nur die Beine sind dann in Höchstform, auch der Geist arbeitet noch auf Hochtouren. Die Gedanken schweifen, anfangs noch sehr in Richtung des Jobs gleiten sie im Laufe des Workouts ab und ich beende so auch gedanklich den Arbeitstag. Zu Hause auf der Couch oder gar beim Einschlafen über den Job grübeln, findet so bei mir nie statt. Gerade nach einem anstrengenden und stressigen Tag baut das abendliche Workout Stress ab und damit schläfst du auch besser ein. Hauptvorteil vom Sport am Abend ist die Entspannung. Gerade Ausdauersport hat dabei schon etwas Meditatives. Doch es geht auch ganz anders.

Abends kann man auch tendenziell deutlich härter trainieren. Die Muskeln sind aufgewärmt und entsprechend flexibel. Du bist dadurch weniger verletzungsanfällig und belastbarer. Intervalle gehen abends einfach besser. Viele Studien belegen, dass sowohl Ausdauerleistung als auch Kraftentwicklung zwischen 16 und 19 Uhr am größten ist. Und selbst bis 21 Uhr ist der Körper noch sehr gut belastbar. Dein Körper arbeitet zu dieser Zeit auf Hochtouren. Und schließlich gibt es noch einen Vorteil für Sport am Abend – etwas ganz banales. Abends haben die meisten Leute schlicht und einfach mehr Zeit.

Es gibt aber nicht nur Vorteile des abendlichen Sports. Denn nicht nur dein Körper und dein Geist sind nun wach, auch der innere Schweinehund grinst am Abend besonders breit. Gerade wenn es im Job Ärger gab, du viele Probleme und Störungen bewältigen musstest, fällt es jetzt schwer, sich noch zum Sport aufzuraffen. Doch genau in solchen Fällen wäre es erst recht extrem wichtig! Schlage deinem Schweinehund ein Schnippchen und bringe die Motivation für dein Training auf. Dabei darf dich auch ein volles Schwimmbad oder Fitnessstudio nicht abschrecken. Für Kerstin Leicht war es der Hauptgrund für Morgensport – mich schreckt das nicht ab, sondern ich suche Alternativen.

Ein sehr beliebtes Argument gegen Sport am Abend ist, dass er nicht planbar wäre. Der Chef will noch schnell etwas fertig haben oder die Kollegen. Oder die Familie oder Freunde rufen. Hier gilt es hart zu bleiben, denn ist dein Chef wichtiger als deine Gesundheit? Ausnahmen darf und wird es natürlich immer geben, doch der Regelmäßigkeit musst du einen Riegel vorschieben. Wie du mittlerweile weißt, ist dein Training genauso ein Termin wie jeder andere.

Noch ein letzter kleiner Nachteil des Abendsports kommt dann zur Geltung, wenn der Sport am Abend schwer in Richtung Nacht geht. Zu harte Einheiten zu nah vor dem Zubettgehen führen zu Einschlafproblemen sowie zu leichterem und damit schlechterem Schlaf. Der Körper arbeitet schließlich noch Stunden nach einem Training am Muskelaufbau.

Ob du somit Eule oder Lerche bist, entscheidet letztlich dein Biorhythmus. Am Ende geht es nur über Versuchen, um den idealen Zeitpunkt für dich zu finden. Und dabei zeigt das Beispiel von mir, dass man selbst als Lerche eher zum Sport am Abend neigen kann.

Die bereits erwähnten Studien legen den besten Zeitpunkt zum Sport beim Durchschnittsmenschen zwischen 9 und 11 am späten Morgen und 16 und 19 Uhr am frühen Abend. Das spricht also eher für Sport am Abend, denn in dieser Zeit dürften eindeutig mehr zum Trainieren kommen, als am Vormittag. Doch auch dein Trainingsziel hat Einfluss auf die Entscheidung, ob morgens oder abends. Wer abnehmen möchte, dem bietet sich Nüchterntraining (also Sport ohne Frühstück) am Morgen an, wer jedoch leistungsmäßig trainiert, dem würde ich eher den Abend empfehlen.

Prof. Ingo Froböse vom Zentrum für Gesundheit der Deutschen Sporthochschule Köln gibt einen weiteren guten Tipp: Wer seine sportliche Leistungsfähigkeit steigern möchte, der macht am Morgen eher Krafttraining und lässt am Abend das Ausdauertraining folgen.

Und wie sollst du dich nun entscheiden?

Wenn das bisher für dich zwar recht schlüssig klang, du dich aber dennoch nicht entscheiden kannst, gibt es hier eine kurze Anleitung. Das Ziel ist dabei, deinen Biorhythmus zu analysieren.

- Bist du es gewohnt früh aufzustehen und bist dabei auch gleich fit, dann bietet sich an, mit Morgensport zu starten.
- Spürst du jedoch, dass du erst im Laufe des Tages zu Höchstform aufläufst, solltest du deinen Sport am Abend machen.
- Je größer die zeitliche Umstellung im Vergleich zu deinem bisherigen Tagesablauf, desto länger braucht deine innere Uhr zur Veränderung.
- Egal ob Sport am Morgen oder am Abend – Schlaf ist mindestens so wichtig wie dein Training. Verzichte nie zu Gunsten von Sport auf deinen Schlaf! Nur mit genügend Schlaf bist du leistungsfähig – egal ob morgens oder abends.

Insgesamt lässt sich festhalten:

Morgensport macht glücklich –
Abendsport entspannt.

VERMEIDE DIESE ANFÄNGERFEHLER BEIM SPORT

"Fehler des Tuns sind meist heilbringender als Fehler des Lassens."
(unbekannt)

Es geht also endlich los. Bis in die Haarspitzen motiviert, stehst du bereit und legst los. Sehr gut! Jeder Schritt zählt und trotzdem machen viele Hobbysportler gerade in der Anfangsphase einige Fehler, die sie später bereuen werden. Da du schlauer bist als die anderen wirst du folgende Dinge einfach vermeiden.

Der erste Fehler passiert schon bei der Kleidung. Die meisten ziehen sich schlicht und ergreifend zu warm an. Wenn es dich am Anfang des Trainings leicht fröstelt, bist du perfekt gekleidet. Warm wird es dir von selbst. Achte auch darauf, dass deine Kleidung bequem sitzt und nicht irgendwelche nervigen Accessoires (Trinkgürtel etc.) stören.

Deine Euphorie und die Motivation, dass du endlich angefangen hast, treiben dich zu Höchstleistungen an. Jede deiner Hausrunden soll in neuer Rekordzeit gebrochen werden und du gibst immer ordentlich Gas. Leider auch falsch, denn erstens kommen gerade beim Laufen viele schon nach wenigen Minuten völlig außer Atem und an ihre Grenzen und zweitens wächst Gras nicht schneller, wenn man kräftig daran zieht. Das gilt auch für deine Muskeln. Gerade beim Ausdauertraining sollte man noch reden können - zumindest in kurzen Sätzen. Einer Studie zu Folge überfordern sich über 90% der Freizeitsportler am Anfang. Zu viel und zu schnell ist nie gut, zu wenig aber auch nicht. Erholung ist wichtig, aber nicht alles. Dein erstes und oberstes Ziel zum Einstieg sollte eine Regelmäßigkeit im Training sein. Im Zweifelsfall machst du am Anfang lieber Gehpausen als zu schnell oder zu selten zu Laufen.

Apropos Muskeln. Muskelkater ist nicht gut, aber gerade am Anfang auch kaum zu vermeiden und ganz sicher kein Weltuntergang. Nur eine Pause sollte dann schon sein, überfordere dich nicht und ignoriere auch nicht deine Schmerzen. Viele fallen beim ersten Muskelkater schnell in den Jammermodus: "Sport ist einfach so anstrengend." Blablabla! Mental bereitest du dich mit dem Jammern schon auf dein grandioses Scheitern vor. Wie unzählige Male bereits in deinem Leben. Wie du der Versuchung des zu frühen Aufgeben widerstehst, werden wir noch im Laufe des Buchs behandeln.

Unbedingt vermeiden solltest du es, bei Muskelzerrungen oder -verhärtungen Sport zu treiben. "Ich trainiere da drüber." Eine gängige Floskel unter Sportlern, die nichts anderes als falscher Ehrgeiz ist und ins Verderben führt. Etwas Ruhe ist das, was deine Muskeln und dein Körper jetzt brauchen. Ignoriere die Warnsignale deines Körpers und du riskierst eine lange Pause.

HAST DU SCHLECHTE ANGEWOHNHEITEN?

„Eine schlechte Angewohnheit kann man nicht aus dem Fenster werfen. Man muss sie die Treppe runterboxen, Stufe für Stufe."
(Mark Twain)

Natürlich hast du schlechte Angewohnheiten. Also Verhaltensweisen, die dir das Leben schwer machen, wie zum Beispiel Unzuverlässigkeit, Unpünktlichkeit, Ängstlichkeit oder Schlampigkeit. Aber schon dadurch, dass wir es "schlechte Angewohnheiten" nennen, erkennt man, dass es bereits mit einer negativen Bewertung belegt ist. Und das hemmt dich genau wie es auch Glaubenssätze und Zeitdiebe tun. In vielen Ratgebern liest man dann, dass du nur Disziplin und einen Plan brauchst, bevor du mit einer einfachen Schritt-für-Schritt-Anleitung deine Angewohnheit ablegst. Doch ist es wirklich so einfach? Ich denke nicht. Und ich weiß, dass du ähnliche Erfahrungen hast. Meist funktioniert es ein paar Tage und wir sind wieder in alte Muster zurück gefallen. Und schon kommt zu den Selbstvorwürfen auch noch das Gefühl hinzu, versagt zu haben. Unschöne Mischung!

Interessanterweise liegt die Ursache aber nicht unbedingt an unserer Willensschwäche, sondern daran, dass wir eines übersehen. Wir profitieren von unseren schlechten Angewohnheiten. Wie bitte? Was schreibt der da? Richtig gelesen - für viele ist der Gedanke neu. Immerhin stört dich deine schlechte Angewohnheit gewaltig und hat immer wieder Nachteile für dich zur Folge. Wie sollst du also davon profitieren? Ein gutes Beispiel dafür sind Raucher. Rauchen hat auch Vorteile. Raucher gönnen sich regelmäßig Pausen und bauen auf diese Art Stress ab. Diese kleinen Auszeiten sind gut für ihre Produktivität und sie sind entspannter. Auch diejenigen, die immer zu spät kommen, profitieren davon.

Denn wenn sie zu spät kommen, stehen sie automatisch im Mittelpunkt, bekommen Aufmerksamkeit und werden bereits erwartet. Auch bringt Pessimismus Aufmerksamkeit. Oder eben unser Thema Sport. Draußen stürmt und regnet es und du wolltest heute Laufen gehen? Da bleibst du doch lieber warm und gemütlich auf deiner Couch sitzen. Sport kannst du schließlich auch morgen noch machen. Oder übermorgen? Oder irgendwann? Oder nie!

ÄNDERE DEINE GEWOHNHEITEN
"Motivation bringt Dich in Gang. Gewohnheit bringt Dich voran."
(Jim Rohn)

Was dir auf dem Weg vom Anfänger zum Dranbleiber am meisten hilft, sind Gewohnheiten und Routinen. Je weniger du darüber nachdenken musst, wann und wie du trainierst, desto eher wirst du es tun. Routinen sind der Schlüssel, um sich nicht mehr zu jedem Training überwinden zu müssen. Diese Ritualisierung entlastet zudem den Willen, man handelt ohne direkten Antrieb. Gewohnheiten zu ändern, ist dabei kein leichtes Unterfangen. Das dürfte dir wohl bekannt sein. Dabei ist es nicht schwierig, mit der neuen Gewohnheit zu beginnen. Nein – die Ausdauer und das Durchhalten bereitet auch hier die Probleme. Oft sind es immer wieder die gleichen Hürden, die dir im Wege stehen. Viele davon haben wir bereits entschärft. Doch es gibt da noch weitere Hürden und zu jeder dieser Hürden nenne ich dir einen Quicktipp, um sie zu umschiffen.

Du verlierst den Enthusiasmus. Anfangen ist einfach, doch nach wenigen Tagen verlieren die meisten das Ziel vor Augen. Wenn deine Hürde der schwindende Enthusiasmus ist, kannst du den Vertrag mit dir selbst nutzen. Erweitere ihn um eine Klausel. Wie wäre es, mit sich zu vereinbaren, dass du bei Abbruch der neuen Gewohnheit nach weniger als einem Monat 200€ an eine gemeinnützige Einrichtung spendest? Das motiviert ungemein und wenn es trotzdem schief geht, hast du wenigstens etwas Gutes getan.

„Ich müsste mal wieder Sport machen." Der Satz sagt sich schnell, doch ebenso schnell ist er vergessen. Richtig - einfach vergessen! Nicht wenige Menschen vergessen im hektischen Alltag einfach, regelmäßig Sport zu machen. Meist kommt dann am Wochenende das schlechte Gewissen auf, und der blinde Aktionismus lässt diese Weekend-Warrior zu viel auf einmal machen. Spaß haben sie jedenfalls selten bei ihren Aktionen. Kennst du das? Dann setze dir die Erinnerungen in die ToDo-Liste oder schreibe deine Sporttermine in deinen Kalender. Falls du beides nicht intensiv nutzt, kannst du auch ein Post-it am Kühlschrank oder am Spiegel in Flur oder Bad befestigen. Warum dahin? Dort hast du mehrmals am Tag dein Vorhaben vor Augen. Mindestens drei solcher Erinnerungen in deiner Umgebung helfen dir, die neue Gewohnheit garantiert nicht zu vergessen.

Deine nächste Hürde ist dein innerer Kritiker: „Du schaffst das sowieso nicht." Sich kleiner zu machen als man ist, ist eine Eigenschaft, die viele betrifft. Dein größter Kritiker lebt in dir selbst. Da hilft nur eins - diskutiere nicht mit deinen selbstzerstörerischen Gedanken, sondern verbanne sie aus deinem Gehirn. Registriere die Gedanken, dann zerstöre diese und nicht dich. Habe immer dein Ziel vor Augen. Manchmal nützt uns das jedoch nichts und Krankheit, Krisen in Alltag oder Beruf oder einfach nur eine spontane (Dienst-)Reise werfen uns aus der Bahn. Sobald etwas Gegenwind kommt, schlafft dein Segel ab und du fährst wieder in den sicheren Hafen deiner alten Gewohnheiten zurück. Du verlierst den Fokus und es fällt dir unendlich schwer, zurück auf die Spur zu kommen. Auch hier hilft es, anderen von deinem neuen Vorhaben zu erzählen und ihnen Rechenschaft abzulegen. So fällt es dir leichter, nach einer Pause wieder durchzustarten.

Und wie schaffst du es nun, deine Gewohnheiten zu ändern? Wichtig ist, klein zu beginnen. Es sind die kleinen Gewohnheiten, die große Dinge ermöglichen. Warum das so ist? Du erzeugst durch kleine Gewohnheiten schneller Erfolgserlebnisse und das erhöht dein Selbstvertrauen, auch die großen Dinge anzugehen. Der nächste entscheidende Punkt ist, sich Trigger zu setzen. Du brauchst etwas, was dich automatisch daran erinnert, die neue Gewohnheit auszuführen. Diese Trigger sind extrem wichtig, zum Beispiel wenn du unter die Dusche steigst, drehst du am Ende das kalte Wasser kurze Zeit auf. Oder du kommst am Abend nach Hause, legst deinen Schlüssel ab und absolvierst dein Training. Neben dem Trigger helfen Erinnerungen wie bereits genannte Post-its in deiner Wohnung. Ist dir das zu peinlich, kannst du es auch mit einem Hintergrundbild deines Smartphones oder Computer versuchen. Ein ganz wichtiger Punkt sind Verpflichtungen. Verabrede dich zum Sport, erzähle deinem Partner von deinen Vorhaben. Die Leute, denen du von deinem Vorhaben berichtet hast, sind es auch, die dich nach einer Unterbrechung wieder zurück auf Spur bringen. Sind es jedoch deine negativen Gedanken, die dich zweifeln lassen, so hilft es nur, sich denen konsequent in den Weg zu stellen. Wenn du dir sagst, dass du das nicht kannst, dann frage „Warum?" und antworte mit einem „Aber". Ich kann heute nicht Sport machen. Aber ich möchte Sport machen, weil ich mich danach besser fühle.

Neue Gewohnheiten benötigen in der Regel etwa vier Wochen, bis zur Routine werden. Das gilt allerdings in erster Linie für täglich durchgeführte Dinge. Treibst du 3-4x in der Woche Sport, dauert es üblicherweise etwa drei Monate, bis du nicht mehr darüber nachdenken musst. In dieser Zeit heißt dein erstes Ziel, das Training zur Gewohnheit werden zu lassen.

AUF EINEN BLICK

- Setze dir deine eigenen Prioritäten.
- Mache Sport zu deiner Gewohnheit und entwickle Routinen.
- Sport ist ein Termin wie jeder andere.
- Stimme dein Training mit deinem Umfeld ab.
- Baue kleine Übungen in deinen Alltag ein.
- Kurze intensive Einheiten von 20-30 Minuten ersetzen manche Stunde im Studio.
- Nutze deinen Arbeitsweg als Trainingseinheit.
- Habe dein Equipment immer bereit.
- Joggingschuhe gehören mit auf Dienstreise.
- Delegiere deine Aufgaben
- Akzeptiere, dass es den inneren Schweinehund gibt
- Erkenne deinen Widerstand und deine Angst und lerne mit ihr umzugehen
- Lasse deinen Schweinehund schrumpfen
- Höre auf, Sport ständig aufzuschieben.
- Beginne sofort, aber starte langsam und steigere dich dann.
- Achte zu Beginn nicht zu sehr auf deine Ausrüstung, bewege dich statt dessen.
- Am Anfang brauchst du keinen Trainingsplan.
- 1-2x Training zum Einstieg langsam auf 3-4x steigern.
- Finde deinen optimalen Zeitpunkt für Sport.
- Vermeide Anfängerfehler

Ab sofort trägst du jede Woche deine Termine zum Sport in deinen Kalender ein. Solltest du beruflich und privat mit verschiedenen Kalendern arbeiten, so gehören die Termine in beide Kalender. Sie müssen für dich zugänglich und sichtbar sein.

Praxisübung:

Du startest sportlich in den Tag. Nach dem Aufstehen machst du 20 Sit-Ups und auch beim Zähne putzen gibt es eine kleine Einheit. Stelle dich mit geradem Rücken an die Wand, ein Bein anwinkeln bis der Oberschenkel waagerecht steht. Nach der Hälfte der Zeit wechselst du die Seite.

Werde zum Dranbleiber

DER SCHLÜSSEL ZUM ERFOLG

"Zum Erfolg gibt es keinen Lift. Man muss die Treppe benützen."
(Emil Oesch)

Am Anfang geht vieles leicht(er). Die Euphorie trägt dich und lässt die Schmerzen und Qualen vergessen, die die ersten Trainingseinheiten meist mit sich bringen. Nach wenigen Wochen weicht diese Euphorie der Routine und dann hören die meisten auch schon wieder auf. Am besten zu erkennen, jedes Jahr im Januar, wenn die Fitnessstudios voll sind von Leuten, die ihre Neujahrsvorsätze umsetzen wollen. Ende Januar hat sich dann schon wieder Normalbetrieb eingestellt. Viele Menschen wollen mehr Sport machen. Einige schaffen es anzufangen, aber nur die Elite bleibt dauerhaft dran. Gehörst du zu dieser Elite?

"Träume sind der Schlüssel zum Glück. Seine Träume wahr zu machen, ist der Schlüssel zum Erfolg." (unbekannt)

Wenn du zum erlesenen Haufen, der das ganze Jahr sportlich aktiv ist, gehören willst, solltest du insgesamt sieben Eigenschaften mitbringen. Das Unangenehme zuerst – Disziplin. Aber warum hat die Disziplin eigentlich so einen faden Beigeschmack. Sie ist einer der Schlüssel zum Durchhalten und damit zum Erfolg. Sei diszipliniert und lasse dein Training nicht ausfallen! Nächster Punkt auf unserer Liste ist Selbstrespekt. Du musst es wollen – für dich, für deine Gesundheit, für dein Wohlbefinden. Respektiere dich und achte auf deine Bedürfnisse! Gerade in den ersten Monaten gehört auch eine Portion Mut dazu. Mut, deine Komfortzone zu verlassen und immer weiter zu machen. Sei mutig!

Den Hintern von deiner Couch zu erheben, musst du selbst tun. Da kann dir niemand und nichts helfen. Bringe die Energie auf und bleib bei der Sache! Zeige Engagement. Disziplin, Einsatz und Mut hast du bereits, doch auf Dauer ist das zu wenig. Viel zu wenig. Du brauchst die Begeisterung, das Feuer für die Sache. Finde deine Leidenschaft! Zum Schluss – die Fokussierung auf das Ziel. Eigentlich kann es auch am Anfang stehen, aber da geht es auch ohne konkretes Ziel. Spätestens beim Dranbleiben ist das nicht der Fall. Für eine Schritt-für-Schritt-Anleitung zum deinem Ziel kannst du im entsprechenden Kapitel nachlesen.

Hier noch einmal die 7 Eigenschaften von Dranbleibern in kompakter Form:

- **Disziplin**
- **Selbstrespekt**
- **Mut**
- **Engagement**
- **Begeisterung**
- **Leidenschaft**
- **Fokussierung**

Der Unterschied zwischen Talent und Können ist Durchhalten. Dabei ist es fast unerheblich, ob es sich um das Schaffen von 10km Laufen oder den Gewinn einer Meisterschaft handelt. Die Perspektive und die Möglichkeiten entscheiden. Berühmte Sportler haben das oft genug betont und wurden erst durch das Dranbleiben erfolgreich.

„Wenn man erkennt, dass man etwas gut kann, dann muss man mit viel Liebe, Spaß und harter Arbeit dieses Talent in Können verwandeln. Das gilt für den Profifußball ebenso wie für jeden anderen Beruf auch." (Lukas Podolski in seinem Buch „Dranbleiben!, Warum Talent nur der Anfang ist")

Zum Dranbleiben gehört übrigens auch, mit Rückschlägen und Misserfolgen umzugehen. Diesen immens wichtigen Aspekt werden wir später noch näher beleuchten. Ansonsten ist es ja schön und gut, dass es die Profis so sehen, aber vielleicht fragst du dich, wie du das Schaffen kannst, wo du doch schon oft am Durchhalten gescheitert bist?

Der Mensch ist ein Gewohnheitstier, das ist kein Geheimnis. Also entwickle deine Sportroutine. Wie hast du bereits weiter vorne gelesen. Gerade Anfänger trainieren zu hart. Die Folge – Muskelkater nach jeder Einheit und das tagelang. Irgendwann werden aus dem Muskelkater die ersten kleinen Verletzungen, denn nichts anderes sind schmerzende Muskeln. Das gilt es auf Dauer zu vermeiden und das ist auch viel einfacher, als langfristig ernsthafte Verletzungen auszukurieren. Kontinuität ist wichtiger als Intensität. Zu viel auf einmal zu wollen, ist besonders bei Wiedereinsteigern sehr beliebt. Das ging doch damals, das muss heute doch auch wieder gehen. Ganz so einfach ist es aber nicht. Steigere dich langsam Stück für Stück – aber stetig. Die Kontinuität habe ich eben erwähnt, doch so einfach ist das Leben eben nicht immer. Natürlich wird es dir passieren, dass du ein Workout nicht absolvieren kannst. Nicht ideal, aber ganz sicher auch kein Beinbruch. Verfalle nicht in ein schlechtes Gewissen und nehme es leicht. Beim nächsten Mal gehst du wieder konzentriert und engagiert zur Sache. Training auf die Schnelle und nebenbei solltest du vermeiden. Das bringt wenig bis gar nichts, ruhe dich lieber aus und starte beim nächsten Mal richtig durch. Denn das gibt es in jedem Fall – das nächste Mal!

Mit dem Sport anzufangen, bringt keinen Erfolg. Das ist die Grundvoraussetzung. Erfolg bringt das Dranbleiben. Tag für Tag, Woche für Woche, Monat für

Monat und Jahr für Jahr für ein aktiveres und besseres Leben. Und denke dran - und das gilt überall im Leben:

Selbst das größte Talent nützt dir nichts, wenn du nicht dranbleibst.

Und dennoch gibt es diese Tage, da nützt aller Optimismus nichts. Du hast einfach keine Lust! Dann wird es Zeit für eine Inspiration – wie wäre mit Videos auf YouTube oder einen spannende Artikel im Netz oder deine Lieblingsmusik? Aber nur kurz und dann raus – erfahrungsgemäß sind das oft die besten Trainingseinheiten. Falls deine Motivation längerfristig im Keller ist, solltest du mal über einen Personal Trainer nachdenken. Motivation von außen hilft vielen! Mehr Tipps für deine Motivation findest du im nächsten Abschnitt.

WENN ES MAL ZÄH WIRD

"Anstrengung ist für edle Geister eine Stärkung." (Lucius Annaeus Seneca)

Du bist gestartet, und hast auch die ersten Trainingserfolge vorzuweisen? Dann wird es höchste Zeit, sich Mitstreiter zu suchen. Besonders, wenn dir allein dauerhaft die Motivation fehlt, solltest du dir dringend Trainingspartner suchen. Frage Partner, Freunde oder Kollegen und trefft euch regelmäßig zum Sport. Gemeinsames Schwitzen schweißt zusammen! Wer sich schwer selbst aufraffen kann – für den ist eine feste Verabredung eine gute Hilfe, sich gemeinsam zu motivieren. Oder wie wäre es zur Abwechslung mit einer Teamsportart wie Fußball, Volleyball oder Tennis? Oder suche dir online eine Gruppe – in Zeiten von Facebook gibt es für fast jede Stadt und jedes Tempo eine Laufgruppe auf Facebook. Aber auch ein Kurs im Fitnessstudio kann für dich das richtige sein. Oder wie wäre es mit dem guten alten Sportverein? Auch Personal Trainer sind absolut in – warum wohl, weil sie in erster Linie motivieren. Kämpfst du also permanent mit deiner Unlust, solltest du dir einen Trainer engagieren. Ein Trainer verpflichtet dich zu einem Trainingsplan und wer möchte schon Woche für Woche berichten, dass du schon wieder den Trainingsplan nicht erfüllt hast. Außerdem gibt dir ein guter Trainer auch Lob und Anerkennung. Positives Feedback von anderen stärkt die Motivation. Erzähle auch Freunden von deinen Plänen. Natürlich ständig, so dass du alle nervst, aber wenn jemand von deinem Plan erfährt, erwarten dich Rückfragen, neugieriges Interesse und du wirst mit mehr Eifer dein Ziel verfolgen. Und wer weiß, vielleicht finden sich in deinem Bekanntenkreis auch tolle Vorbilder, denen man mit Freude nacheifern kann? Wenn nicht, dann bleiben noch immer Spitzensportler. Die schweben zwar selbstverständlich in unerreichbaren Höhen, motivieren dich aber durch ihre Ausstrahlung und ihre Erfolge. Sei immer auch ein bisschen Fan!

Jeden zweiten Tag die gleiche Strecke in der gleichen Geschwindigkeit gejoggt? Ja logisch – der Autor hat doch schon oft die Wichtigkeit von Routinen betont. Doch diese Art der Routinen war nicht gemeint. Bringe Abwechslung in dein Sportprogramm und variiere Sportart, Strecke und auch Tempo. Immer die gleiche Strecke mit der gleichen Geschwindigkeit Rad gefahren, lässt dich nicht nur stagnieren, sondern demotiviert auf Dauer. Entdecke deine Gegend durch neue Strecken. GPS am Handy oder per Sportuhr macht das heutzutage absolut einfach. Das bringt nicht nur Spaß, sondern auch Verbesserung. Oder wie wäre es, einfach mal die Sportart zu ändern? Sport ist Spaß und Vergnügen und nicht Anstrengung und Schinderei. Also belohne dich für deine Leistungen, je größer die Leistung, desto größer die Belohnung. Ich hänge an den Saisonabschluss bei mir gerne ein paar Tage Wellness-Urlaub dran. Es geht aber auch kleiner. Kennst du den Cheatday? Ist in (guten) Diäten verbreitet und ein Tag, wo du genüsslich mal tun und lassen (und essen und trinken) kannst, was du willst. Belohne dich! Kleine Sünden sind nach einem gelungenen Workout nicht nur sympathisch, sondern auch motivationsfördernd. Das Stück Schokolade oder ein Glas Wein oder Bier hast du dir – in Maßen genossen – absolut verdient. Besonders in Zeiten niedriger Motivation sind diese Belohnungen sehr wichtig. Warum nicht eine Massage gönnen, wenn man einen Monat sein geplantes Sportprogramm durchgezogen hat?

Falls du wirklich lustlos bist, dann versuche es mit dem 5-Minuten-Trick. Überrede dich zu 5 Minuten Sport. Starte und wenn du nach 5 Minuten noch immer lustlos bist, darfst du sofort aufhören. Diesen Trick kann man auch prima für jede Menge anderer Tätigkeiten anwenden. Passend zum 5-Minuten-Trick sei ergänzt, dass jede

Minute Sport besser als keine Minute ist. Du hast heute keine Lust auf den geplanten 10km-Lauf auf deinem Trainingsplan? Wie wäre es stattdessen mit 5km? Oder mit einem kleinen Workout zu Hause oder einer Runde auf dem Rad? Schmeiße deinen Trainingsplan mal kurz weg und beginne nach Lust und Laune mit dem Sport. Weniger Druck erhöht oft automatisch die Motivation. Du bist schließlich kein Profi!

Musik ist für sehr viele eine extrem gut funktionierende Motivationsquelle zum Sport. Also schnappe dir deinen MP3-Player, benutze idealerweise gute Bluetooth-Kopfhörer und stelle dir deine motivierende Playlist für dein Training zusammen. Bist du bei Streaming-Diensten wie zum Beispiel Spotify angemeldet, kannst du auch viele vorhandene Playlisten für Sport nutzen. Da ist für jeden Geschmack etwas dabei. Bei mir funktionieren übrigens auch Podcasts prima als Motivationshilfe.

Was schon gegen Aufschieben hilft, fördert ebenso deine Motivation. Führe ein Trainingstagebuch und dokumentiere deinen Sport – egal wie und wo. So kannst du deine Fortschritte sehen und du siehst auch, dass du schon einmal kleine Motivationskrisen überwunden hast. Alle erfolgreichen Sportler führen ein solches Trainingstagebuch. Neben einem Trainingstagebuch bringt dich ein weiterer Motivationsbooster in Bewegung: gutes Sportequipment. Dank moderner Sportuhren geht das heute auch nahezu vollautomatisch. Hole dir eine GPS-Uhr und werte deine Daten aus, wenn du Freude an Technik und Daten hast. Ist zudem dein Laufshirt ausgeleiert und deine Laufschuhe haben bereits ähnliches Profil wie Formel-1-Reifen? Dann wird es Zeit für neue Sportkleidung. Schicke und vor allem gute Sportkleidung steigert die Motivation, denn deine Laufrunde ist auch ein bisschen ein Laufsteg. Ein neuer Schuh will getestet und eine neue Jacke ausgeführt werden.

Was für einen Anfänger nicht entscheidend ist, wird zur Extramotivation für den Dranbleiber.

Wenn das alles nichts hilft, dann brauchst du vielleicht auch einfach nur mal eine Ruhepause. Nach einer anstrengenden Woche, einem Wettkampf oder einem abgeschlossenen Projekt in der Arbeit kann man auch einfach mal die Seele baumeln lassen. Regeneration und Pausen sind wichtig. In der Ruhe liegt die Kraft – hier schöpfst du Energie für neuen Aufbruch. Die Motivation, wieder loszulaufen, kommt von alleine.

WIE TRAINIERST DU
RICHTIG UND EFFEKTIV?

"Untätigkeit ist effektiver, denn man kann nicht alles auf einmal tun - aber alles auf einmal lassen." (Kalenderspruch)

Du hast die ersten Einheiten hinter dir und dann stellt sich dir sicher die Frage, wie du effektiv und richtig trainierst. Effektiv trainierst du dann, wenn du dir vor jeder Einheit kleine konkrete Ziele stellst. Diese Ziele wachsen mit deinem Können. Sind es am Anfang 15 Minuten, die du am Stück laufen möchtest, kann es nach einigen Monaten auch eine Stunde und mehr sein. Je länger du trainierst, umso mehr stellt sich die Frage der Effektivität, da sonst keine Verbesserungen mehr spürbar sind. Ein Trainingsplan ist unumgänglich. Auch eine Dokumentation deiner Trainingsergebnisse kann zur Effektivität beitragen. Du siehst auf den ersten Blick, wie du dich verbessert hast und kannst entsprechende Schlüsse ziehen. Rückschläge verkraften sich so auch besser. Sei nicht zu streng mit dir.

Die Frage nach dem "richtig" trainieren, stellt sich vor allem Einsteigern. Egal welche Sportart du ausübst, ein Mindestmaß an Technik braucht es. Sei es zur richtigen Ausführung oder um Verletzungen zu vermeiden. Und das gilt auch für deine Ausrüstung. Laufschuhe sollten entsprechend deiner Fußstellung ausgewählt sein. Dein Fahrrad sollte eine entsprechende Sattelhöhe aufweisen und auch der Winkel zum Lenker ist wichtig.

Wichtige Grundsätze zum richtigen Trainieren habe ich im Verlaufe des Buchs schon mehrfach angesprochen. Als Anfänger gilt es, vor allem nicht zu übertreiben. Beginne leicht und steigere dich dann Stück für Stück. Von 0 auf 100 funktioniert nur in sehr seltenen Fällen. Der Spaß bleibt dabei auf der Strecke. Die meisten der "in 6 Monaten von der Couch zum Marathon-Fraktion" halten nicht durch und viele von denen, die es schaffen, sind 6 Monate später wieder auf der Couch wie vorher. Ein langfristig aktives Leben schaut anders aus.

Falls du mit Sport abnehmen willst, muss ich dich ernüchtern. Das funktioniert nicht, zumindest nicht allein und wenn dann nur ganz kurz zu Beginn. Ohne eine angepasste Ernährung verpufft der Trainingsreiz. Ich habe das oft genug leidlich erfahren. Oder wie sagte es ein Fitnesscoach so treffend: "Die Bikinifigur oder der Sixpack werden in der Küche gemacht." Dort ist bekanntlich keine Hantelbank aufgebaut, aber dort steht dein Kühlschrank.

Dein Training wird je nach Trainingsziel angepasst. Ein paar Grundlagen kann dieses Buch vermitteln, wer genaueres wissen möchte, dem empfehle ich die einschlägige Fachliteratur zu den jeweiligen Themen und Sportarten. Für den Anfang gilt, dass man mit mittlerer Intensität trainieren sollte. Fortgeschrittene bauen Intervalle zur Leistungssteigerung ein. Optimales Ausdauertraining ist Laufen, abwechslungsreicher ist Radfahren. Oft zu Unrecht wenig beachtet ist Schwimmen. Es ist eine der effektivsten Ausdauersportarten und besonders auch für Schwergewichtige geeignet. Hier empfehle ich aber, schnell Kraul- und Rückenschwimmen zu lernen. Das oft gesehen "Hausfrauenbrust"-Schwimmen mit Kopf aus dem Wasser damit die Haare nicht nass werden, ist Gift für die Nackenmuskulatur. Und die ist bei Büroarbeitern ohnehin ein Schwachpunkt.

Eine Mischform zwischen Kraft und Ausdauer, ist - der Name sagt es schon - das Kraftausdauertraining. Du kennst das mit Sicherheit noch aus dem Schulsport, wenn der Lehrer dich über einen Parcour mit verschiedenen Übungen gehetzt hat. Tatsächlich ist dieses Zirkeltraining schon sehr alt. Bereits in den 50er Jahren des letzten Jahrhunderts trainierten Spitzensportler nach dieser

Methode. Stelle dir einen Kreis von verschiedenen Übungen zusammen - egal ob an Geräten oder "frei". In einer Serie sollten die Übungen dann mit mittleren Gewicht häufig wiederholt werden, bevor du zur nächsten Station wechselst. Je nach Übung hat sich hier eine Zahl von 15 - 25 einbürgert. Bei Kursen im Studio oder auch beim Üben nach Internetvideos achte genau auf die Anweisungen.

Reines Krafttraining sieht etwas anders aus. Die Anzahl der Wiederholungen ist deutlich geringer, dafür ist das Gewicht deutlich höher. Macht man das erstmals, kann man schnell Erfolge feiern und die Gewichte steigern. Am besten holst du dir ein paar Tipps von Trainern und lässt dir ein paar Übungen zusammen stellen. Wer alleine trainiert muss trotzdem stark auf die saubere Ausführung achten und sollte sich gute Do-It-Yourself-Video-Anleitungen auf Youtube anschauen. Die korrekte Körperhaltung beugt nicht nur Überlastung und Verletzungen vor, sondern ist auch wichtig für das Ergebnis. Wenn du wirklich deinen Körper formen willst, dann ist hier Geduld gefragt. Richtige optische Veränderungen geschehen nur langfristig und - wie eingangs erwähnt - hängen zudem stark vom Ernährungskonzept ab. Einsteiger ins Krafttraining beginnen mit Ganzkörpertraining, Profis konzentrieren sich pro Trainingstag auf eine Muskelgruppe, also zum Beispiel Beine, Oberkörper oder den Rumpf.

Betreibst du dagegen einen Ballsportart, so kommt es neben Kondition vor allem auch auf Koordination an. Und die lässt im Alter nach. Also Vorsicht - die Verletzungsgefahr steigt und du solltest nicht zu übermäßig ehrgeizig agieren. Beim Fußball in der "Alte Herren"-Klasse oder bei Freizeitkickern in der Halle kann man oft zu großen Ehrgeiz beobachten. "Ging doch früher auch, muss doch heute auch noch gehen.", ist das

Motto. Die Folge: Sehnen reißen, Knochen brechen - die Verletzungen steigen. Auch die Herzinfarktgefahr ist im zunehmenden Alter erhöht.

Mit richtiger Atmung kann dem etwas vorbeugen. Als Faustregel gilt: Bei der Anstrengung wird ausgeatmet, nach der Anstrengung eingeatmet. Bei Sportarten wie Pilates wird das sogar als Trainingseffekt genutzt. Oder wer hat nicht das Bild vor Augen, wie ein Karatekämpfer eine Reihe von Brettern zerstört. Ohne unterstützendes Ausatmen nicht möglich. Beim Laufen solltest du so tief wie möglich atmen und nicht hecheln. Atme durch die Nase ein und durch den Mund wieder aus. So kommt es zu einem besseren Sauerstoffaustausch und es beugt auch dem fiesen Seitenstechen vor. Wichtig ist allerdings, aus dem Atmen keine Wissenschaft zu machen. Es muss automatisch in Fleisch und Blut übergehen und ist uns auch so in die Wiege gelegt.

OHNE PLAN ZUM ZIEL?
"Es ist ein schlechter Plan, der keine Änderung erlaubt." (Publilius Syrus)

Trainingskonzepte gibt es wie Sand am Meer und das gilt für jede Sportart. Die Wahl deines Konzeptes solltest du nicht überbewerten. Wie so oft im Leben gibt es kein "richtig" und kein "falsch". Ob du einen Trainingsplan brauchst und ob er für dich sinnvoll ist, hängt wesentlich von deinen Zielen ab. Bist du ein sehr strukturierter Mensch, so gibt dir ein guter Plan einen Leitfaden an die Hand und führt dich von A nach B hin zu deinem Ziel. Bist du eher kreativ chaotisch veranlagt, engt dich so ein starres Korsett ein und schreckt ab. Auf einen Trainingsplan musst du aber auch als Chaot nicht verzichten. Er enthält dann aber nur eine grobe Struktur und nicht jede einzelne Einheit im Detail. Willst du dagegen "nur" Sport zur Erholung und Entspannung machen, kannst du natürlich getrost auf einen Plan verzichten.

Bei mir persönlich geht während der Saison nichts ohne Plan. Gerade als Triathlet, der drei Sportarten unter einem Hut bringen muss, überfordert mich das tägliche Nachdenken über das Training. Mein Vorgehen hat sich aber dennoch über die Jahre stark verändert. Am Anfang hielt ich mich ziemlich streng an Pläne und im Laufe der Zeit weichte ich das immer mehr auf. Ich schreibe mir mittlerweile meine eigenen Pläne, die ich an meine Bedürfnisse anpasse. Und dann gibt es Phasen im Jahr, da mache Sport nach dem Lust-und-Laune-Prinzip. In den ersten Jahren war das undenkbar.

Mit der Erfahrung hat sich noch etwas verändert. Anfangs dokumentierte ich sklavisch genau jede noch so kleine Einheit in mein Trainingstagebuch. So konnte ich messen, wie viel Sport ich wann machte und welche

Auswirkungen das hatte. Ich kann dieses Vorgehen gerade Einsteigern nur empfehlen. Nimm dir ein Büchlein zur Hand oder nutze ein Tool und notiere dein Training. Am besten nicht nur Art, Dauer oder Strecke, sondern auch dein Gefühl dabei. War es locker, anstrengend oder du an deinem Maximum? Dieser Trend zur Dokumentation wurde auch von einigen pfiffigen Herstellern aufgegriffen. Garmin bietet zum Beispiel eine Online-Plattform, die mit deiner Garmin-Uhr gekoppelt ist. Dort stehen dann bei den besseren Modellen die Daten sofort nach dem Training online aufbereitet zur Verfügung. Ähnlich verhält es sich mit Smartphone-Apps, wie Runtastic & Co. Wenn du diese Aufzeichnungen einige Zeit führst, wirst du Muster erkennen und kannst deinen Trainingsplan besser anpassen und kommst schneller ans Ziel.

Doch woher kommt nun ein solcher Trainingsplan? Das Beste ist, du hast einen persönlichen Trainer, der dir nach trainingswissenschaftlichen Methoden deinen individuellen Plan zusammen stellst. Diese luxuriöse Form ist heute nicht mehr nur Spitzensportlern vorbehalten, auch Amateure können sich diesen Luxus leisten. Luxuriös ist allerdings auch der Preis dieser Dienstleistung. Je nach Betreuungsaufwand geht es bei etwa 100€ los, solange dein Coach dir per E-Mail die Pläne zusendet. Ist er bei einigen Einheiten sogar persönlich anwesend, wird es entsprechend deutlich teurer.

Eine abgespeckte Form des Coachings sind so genannte Online-Coachings. Dahinter verstecken sich mehr oder weniger intelligente Algorithmen, die anhand deiner Daten einen mehr oder weniger individuellen Plan erstellen. Anbieter wie 2Peaks oder Freeletics fallen in diese Kategorie. Da ein Computerprogramm und kein Mensch die Pläne schreibt, sind sie natürlich günstiger und trotzdem noch einigermaßen individuell. Abhängig sind sie von deinen Aufzeichnungen, doch zum Beispiel kann man bei 2Peaks Daten aus deiner Pulsuhr hochladen und so die Auswertung verbessern. Meine Erfahrungen damit sind unterschiedlich. Auf meinem Weg zum Ironman habe ich sehr erfolgreich nach dem 2Peaks-System trainiert. Hintergrund war der, dass ich die ersten Monate der Vorbereitung nur begrenzt Zeit zur Verfügung hatte. Die letzten 3 Monate vor dem Rennen hatte ich allerdings unbezahlten Urlaub genommen und entsprechend viel Zeit zum Trainieren. Diese Zeiten kann man bei 2Peak gut steuern und bekommt so einen funktionierenden Plan. Weniger gut sind meine Erfahrungen damit in normalen Jahren und kleineren Zielen. Insgesamt war es ein Versuch wert, von dem ich aber mittlerweile abgekommen bin.

In vielen Sportarten gibt es gute Bücher und günstige oder kostenlose Pläne im Netz. Besonders beim Laufen ist diese Form der Trainingspläne sehr weit verbreitet. Und sie funktionieren oder besser können funktionieren. Was diese Pläne natürlich nicht enthalten, ist deine persönliche Situation, wann du wie viel Zeit zum Training hast. Und auch dein Leistungsvermögen musst du selbst einschätzen. Bist du selbst an den Konzepten und ein wenig auch der Theorie dahinter interessiert, bietet sich das in jedem Fall an. Du kannst die Pläne dann als Grundlage nehmen und selbst nach deinen Bedürfnissen verändern.

Du siehst, Trainingspläne und entsprechende Aufzeichnungen machen ab einem gewissen Stadium durchaus Sinn. Wenn du bereits ein paar Monate aktiv bist und dir dein erstes Ziel gesteckt hast, dann ist es einen Versuch wert. Wähle deine Form und probiere es aus.

SCHRITT FÜR SCHRITT ZU DEINEM ZIEL

"Wenn du vor dem Ziel stehst, musst du mindestens noch einen Schritt machen." (Joachim Panten)

Der Weg zu deinem Ziel ist eher ein Langstreckenlauf statt ein Sprints. Ausdauer ist dabei nicht nur eine Tugend, sondern auch ein wichtiger Faktor auf diesem Weg. Geduld ist ein weiterer Faktor. Doch wenn du eher zu den ungeduldigen Menschen gehörst, dann habe ich zwar keine Abkürzung aber eine kurze Schritt-für-Schritt-Anleitung für deinen Weg zum Ziel.

1. **Fange an**
   Lege los – jetzt sofort oder zumindest innerhalb der ersten 72 Stunden, wenn du dein Ziel formuliert hast.

2. **Nutze ein gutes Zeitmanagement**
   Es hilft nichts, du brauchst Zeit, um dein Ziel zu erreichen. Zeit, welches heutzutage eines der wertvollsten Güter ist. Nutze die richtigen Methoden und Tools und du wirst Zeit für dein Ziel finden.

3. **Sei flexibel**
   Der preußische Generalfeldmarschall von Moltke hat einmal gesagt: „Kein Plan überlebt den ersten Feindkontakt." Von der Kriegsrethorik abgesehen, hat von Moltke auch bei deinem Ziel Recht. Es wird Schwierigkeiten geben, aber sehe das als Herausforderung und meistere sie. Übrigens hat von Moltke noch etwas schlaues gesagt: „Erst wägen, dann wagen."

4. Nutze die Macht der Gewohnheiten

Gewohnheiten sind etwas sehr mächtiges. Sie können dir sehr hilfreich sein, um dein Ziel zu erreichen. Jeden Dienstag und Donnerstag morgen gehst du zum Schwimmtraining – mache das 3-4 Monate und es wird für dich normal und du denkst nicht mehr darüber nach. Es ist Gewohnheit geworden.

5. Fokussiere dich

Du hast ein Ziel, etwas wofür du brennst und was du unbedingt erreichen willst. Dann fokussiere dich darauf – dein Ziel steht im Mittelpunkt. Lasse dich nicht treiben, sondern behalte es im Kopf.

6. Lasse dir helfen

Es ist dein Ziel, aber das heißt noch lange nicht, dass du es allein erreichen sollst. Im Gegenteil, dein Umfeld kann und sollte ein extrem mächtiger Verbündeter sein. Sei es moralische Unterstützung deiner Liebsten oder professionelle Hilfe von Trainern.

7. Visualisiere und reflektiere

Bei meinem Training für den Langdistanz-Triathlon in Roth hatte ich in schwierigen Situationen immer ein Bild vor Augen – den Zieleinlauf in Roth. Mit allen Sinnen stellte ich mir vor, wie ich durch den Zielkanal joggte und einfach nur glücklich war. So etwas hilft, auch wenn es für einen Kopfmensch eher etwas komisch klingen mag. Was ähnlich wirksam ist und am Ende noch mehr zählt – Reflexion. Nimm dir die Zeit und reflektiere, ob du noch auf dem richtigen Weg bist. Prüfe dein Vorgehen und justiere gegebenenfalls nach.

WARUM ERREICHST DU DEINE ZIELE NICHT?

"Der Zweifel am Siege entschuldigt nicht das Aufgeben des Kampfes." (Marie von Ebner-Eschenbach)

Wer Ziele hat lebt länger, gesünder und zufriedener. Erfolgreicher ist man ohnehin. Trotzdem ist das so eine Sache mit den Zielen. Schnell sind sie gestellt, doch ebenso schnell auch wieder vergessen oder besser verdrängt. Setzt du dir Ziele und erreichst diese in der Regel auch? Sehr gut! Nicht? Dann bist du in guter Gesellschaft, denn so geht es den meisten. Aber warum? Es gibt vier Hauptgründe, warum du deine Ziele nicht erreichst. Du setzt dir die falschen Ziele. Du hast keinen Plan. Du kommst nicht ins Handeln. Du gibst zu schnell auf. Im Buch haben wir alle vier Gründe ausführlich beleuchtet.

„A goal without a plan, is just a wish!"

Damit ist eigentlich alles gesagt. Ohne Plan gibt es keine Richtung und damit kein Ziel. Dabei brauchst du keinesfalls detailversessen zu sein, aber mindestens eine Richtung musst du einschlagen. Frage dich als erstes, bis wann du dein Ziel erreichen möchtest. Als nächstes kommt die Frage: „Was brauche ich dafür?" und abschließend schaffst du dir eine Struktur. Ein Plan ist dabei schön und gut, aber kein Allheilmittel und vor allem nicht ausreichend. Du musst ins Handeln kommen und das mit dem schwersten aller Schritte, dem ersten. Diesen ersten kleinen Schritt musst du gehen und am besten gleich nach der Idee, genauer innerhalb von 72-Stunden. Studien besagen, dass man damit deutlich erfolgreicher ist. So kommen auch gar nicht erst die Versagensängste auf. Du erinnerst dich sicherlich an das entsprechende Kapitel.

Der häufigste Grund für das Scheitern von Zielen ist das zu frühe Aufgeben. Es wird nicht immer rund laufen und Rückschläge werden kommen, sei dir dessen bewusst. Resilienz ist das Zauberwort, also die Widerstandsfähigkeit gegenüber Krisen. Das wichtigste bei Rückschlägen – Hinfallen ist kein Problem, doch dann stehe auf, putze dir den Staub ab und es geht weiter in Richtung deines Ziels. Das ist die wahre Kunst! Ein Musterbeispiel abseits des Sports ist Thomas Edison, der die Glühlampe erst nach tausenden (!!) Fehlversuchen erfunden hat. Beweise Ausdauer und vor allem am Anfang musst du auch deine Selbstdisziplin und deinen Willen schärfen. Solange, bis es zur Gewohnheit wird.

VERBESSERE DEINE WIDERSTANDSFÄHIGKEIT

"Der Misserfolg stärkt die Starken." (Antoine de Saint-Exupéry)

Bei vielen Spitzensportlern kann man beobachten, dass sie nach einer Krise noch stärker zurück kommen. Man nennt sie dann ehrfürchtig Stehaufmännchen. Sie besitzen eine hohe Widerstandsfähigkeit gegenüber Krisen und das nennt man Resilienz. Ein Begriff, der derzeit fast inflationär verwendet wird. Resilienz beschreibt den Abprall-Effekt, die Teflon-Beschichtung unserer Seele. Eine heute immer häufiger benötigte Fähigkeit, dem Stress und all den Ereignissen zu begegnen, die durch sich ständig ändernde Anforderungen Teil unseres Lebens geworden ist. Die Reizüberflutung auf zu vielen Kanälen führt dazu, dass viele Menschen sich gar nicht mehr auf eine Sache konzentrieren können. Tausend Dinge schwirren durch den Kopf und dutzende Sachen sind zu tun. Da bleibt der Sport zwangsläufig auf der Strecke. Du verlierst jedoch nicht nur den Fokus, sondern ärgerst dich zudem über zu viele Sachen. Sei es, weil du wieder keinen Sport gemacht hast, du einen Strafzettel wegen zu schnellem Fahren bekommen hast, dein Zug Verspätung hatte, dein Kind wieder einmal seinen Willen durchsetzen möchte oder dir vom gestrigen Training die Wade zwickt.

Bist du in einer solchen Situation, hilft eine kleine Übung. Nimm einen Zettel zur Hand und schreibe dir auf, was dich ärgert. Beschreibe die Situation, die blöd gelaufen ist. Hast du das gemacht, wird es etwas ungewöhnlich. Drehe die Situation um und frage dich: "Was kann ich aus der Situation lernen, was ist das Geschenk?" Lass deinen Gedanken freien Lauf. Fällt dir nichts ein, so denke nach, was du jemand anderen in dieser Situation raten würdest. Du bist heute nicht zum Sport gekommen? Macht nichts, dein Körper braucht die Erholung ohnehin und morgen kannst du dafür härter trainieren. Oder die Situation mit dem Strafzettel. Siehe es als Warnung, dass zu schnelles Fahren gefährliche Folgen für dich und andere haben kann. Dein Kind war unartig? Freue dich darüber, dass es seinen eigenen Kopf entwickelt. Nachweislich wird es später davon profitieren. Und zu letzt noch die zwickende Wade. Dein Körper warnt dich vor Überlastung. Außerdem solltest du das Dehnen nach dem Training nicht vernachlässigen.

Bei der Übung geht es nicht darum, dass du dich nicht ärgerst oder die Ereignisse als harmlos und nichtig darstellst. Es geht darum, widerstandsfähiger zu werden. Aufstehen, Staub abputzen, etwas Gutes in der Situation finden, weiter gehen. Irgendetwas Gutes findest du garantiert! Schließlich kann man aus jeder Zitrone eine Limonade machen.

ZIEL VERFEHLT?
ÜBERWINDE DEINEN MISSERFOLG

"Man sollte den Mut haben, Menschen zu bewundern, die sich hohe Ziele stellen, auch wenn sie scheitern." (Lucius Annaeus Seneca)

Du kannst noch so resilient sein, vor Misserfolgen bist auch du nicht gefeit. Bist du auch schon mal an einem Ziel gescheitert? Egal ob im Sport oder im restlichen Leben? Scheitern gehört zum Leben, aber natürlich zu dessen unangenehmen Seiten. Ich bin schon einige Male gescheitert. An einem Beispiel eines völlig verkorksten Wettkampf möchte ich dir zeigen, wie du Misserfolge überwinden kannst.

Mein Ziel war es, bei der Challenge Walchsee / Kaiserwinkl einen Mitteldistanz-Triathlon zu absolvieren. Ich trainierte gut und war frohen Mutes am Start. Dennoch bin ich gescheitert, gescheitert an meinen eigenen Anspruch, eine gute Leistung abzurufen. Viel schlimmer noch – ich bin noch nicht einmal ins Ziel gekommen. Sehr sehr unschön! Dabei begann der Tag gut. Der Kaiserwinkl in Österreich präsentierte sich von seiner schönsten Seite – Kaiserwetter, wie passend zum Namen der schönen Gegend in Tirol. Also frohen Mutes in die Fluten des Walchsee gestürzt und die 1,9km Schwimmen in gewohnter Manier abgespult. Alles bestens und gut gelaunt ging es dann aufs Rad. Knapp 90km anspruchsvoller Strecke lagen bevor und wollten bewältigt werden. Wurden sie auch, zwar nicht am Limit, aber durchaus – für meine bescheidenen Verhältnisse – ambitioniert. Und das ist nicht immer einfach auf dieser Traumstrecke. Was aber nicht an den Steigungen, sondern den wunderschönen Ausblicken liegt. Eigentlich fast zu schade zum schnell fahren. Gegen Mitte des Radfahrens meldete sich erstmals mein heute größter Gegner, mein Rücken. Irgendwie gelang es mir aber, ihn bis in die zweite Wechselzone zu ignorieren, was beim Wechseln der

Schuhe nicht mehr ging. Statt motiviert und flott in den abschließenden Halbmarathon zu starten, hatte ich Schwierigkeiten, überhaupt von der Bank aufzustehen, auf die ich mich zum Schuhwechsel gesetzt hatte. Tolle Aussichten! Wer Ausdauersport betreibt, weiß aber auch, dass Schmerzen bis zu einem gewissen Teil dazugehören und so lief ich los.

Allerdings nur etwas mehr als zwei Kilometer, dann siegte das Teufelchen in meinem Gehirn über den Ehrgeiz und das Wandern begann. Noch in der Hoffnung, dass sich die Schmerzen bald legen würden. Taten sie aber nicht und so stand nach der ersten von 4 Runden der Entschluss fest, dass es heute nicht sein sollte. Als Hobbysportler ohne Ambition auf vordere Plätze geht da die Gesundheit vor.

Wahrscheinlich kennst auch du das Gefühl, dass man ein gestecktes Ziel nicht erreicht, oder? Es gibt aber natürlich einen Weg zurück zum Erfolg.

Als ersten Schritt auf dem Weg zurück in die Erfolgsspur kommt die Analyse. Doch keine Angst, bevor du dir Gedanken über dein Scheitern machst, darfst du gerne erstmal deine negativen Gefühle ausleben. Nach meinem Ausstieg haben zwar sehr viele Bekannte meinen Optimismus gelobt, aber tief in mir saß der Stachel schon tief. Und diese Gefühle müssen raus und da darf auch mal schlechte Laune angesagt sein. Ich hatte diese erste Phase bereits beim Lauf bzw. der Wanderung zurück zum Ziel und ganz besonders, als ich von hinten in die Zielzone hineinging, um meine Wechselklamotten abzuholen. Mieses Gefühl – anders kann man das nicht ausdrücken. Zum Glück hat mich da niemand angesprochen. Und dann – ich gestehe – habe ich den Ärger am Abend bei Weizen und Radler herunter gespült. Nicht exzessiv, aber doch ganz bewusst. Ab und zu darf das mal sein, um den Rückschlag zu verdauen. Das gilt übrigens für verschiedenste Rückschläge, egal ob es eine Verletzung oder Müdigkeit ist oder du eben schlicht und einfach nicht gut genug warst, um dein Ziel zu erreichen. Stürze dich nicht gleich in die nächsten Schritte, sondern lass erstmal den Frust raus. Zwar nur kurz, aber doch heftig. Ist der erste Frust überstanden, beginnt die Analyse. Und hier gilt vor allem eines – übernehme Selbstverantwortung! Daran scheitern viele, doch das ist für mich der Schlüssel auf dem Weg zurück zum Erfolg. Für dein Scheitern sind nicht die Umstände verantwortlich, erst Recht nicht die anderen Leute, sondern einzig und allein DU! Mit dieser Selbsterkenntnis solltest du die Analyse mit der Frage enden lassen, was du aus dieser Niederlage gelernt hast? Drehe also das negative Erlebnis um und stelle dir diese Frage: Was habe ich aus dem Misserfolg gelernt? Du kennst das von der Resilienzübung. Bei mir im Beispiel ist es, dass ich erkannt habe, dass nicht die Stärke ein Rennen entscheidet, sondern das schwächste Glied. In einer Mannschaft der schwächste Spieler, im Einzelsport wie dem Triathlon dein schwächstes Körperteil. Was nützen mir die fittesten Beine, wenn der Rücken versagt, der vordergründig erst einmal gar nichts oder zumindest nur sehr wenig mit Triathlon zu tun hat?

Die Erkenntnis ist da, nun gilt es die richtigen Schlüsse zu ziehen. Dabei unterscheidet man zwischen kurzfristigen und langfristigen Schlüssen. Kurzfristig ist das Ziel, deine Energie und deinen Optimismus zurück zu gewinnen. Es gilt, das Selbstvertrauen wiederherzustellen. Und wie geht das? Lass es dir mal richtig gut gehen. Nimm dir paar freie Tage, mache ausführlich Wellness, genieße einen Spaziergang oder andere schöne Dinge, die in Phasen von viel Training vernachlässigt wurden. Gerade Hobbysportler, die neben einem anstrengenden Job exzessiv Sport in ihren ohnehin vollen Alltag pressen, sollten das beachten. Während du es dir gut gehen lässt, erinnere dich an frühere Erfolge und positive

Erinnerungen. Stelle sie dir so gut es geht bildlich vor. Dieses Visualisieren entspannt und bringt die gute Laune zurück. Auch Reden hilft, aber jammere nicht dabei! Langfristig ist dein Misserfolg deine Chance. Was abgedroschen klingt, enthält die ganze Wahrheit. Persönliches Wachstum entsteht besonders stark bei Misserfolgen. Scheitern gehört zum Leben, wichtig ist nur, dass du sobald wie möglich wieder positiv denkst und nach vorne schaust.

Im dritten Schritt geht es an das Umsetzen. Und gerade da scheitern die meisten. Natürlich vor allem sportliche Anfänger, aber auch alte Hasen beißen sich hierbei die Zähne aus. Am wichtigsten ist, nicht aufzugeben und es erneut zu probieren. So verhinderst du, dass keine Versagensängste entstehen. Und wenn sich dafür deine Prioritäten ändern müssen – egal ob im Sport oder im Leben allgemein – dann ist das eben so. Kurzfristig hilft dir, einfach mal nichts zu planen, doch langfristig bin ich ein Freund der Planung. Setze dir neue Ziele, baue dir einen Trainingsplan und setze ihn um. Aber Achtung, der Trainingsplan muss sich an dich anpassen, nicht du an den Trainingsplan. Ein Plan gibt dir nur die Richtung vor, gehen musst du selbst.

Steh auf, wenn du am Boden bist - der Gassenhauer der Toten Hosen ist dein Begleiter auf dem Weg zurück in die Erfolgsspur. Lass dich nicht durch Rückschläge entmutigen. Winston Churchill – eigentlich als bekennender Nichtsportler bekannt – prägte folgenden Satz:

„Erfolg ist die Fähigkeit, von einem Misserfolg zum anderen zu gehen, ohne seine Begeisterung zu verlieren."

MIT ENTSCHLEUNIGUNG ZUR BESTZEIT

"Die beste Hilf' ist Ruhe." (William Shakespeare)

Das Buch hat dich motiviert und du sprühst vor Energie und Ehrgeiz. Große Ziele sind deine und Vollgas in allen Bereichen bestimmt dein Leben? Dann habe ich noch ein paar mahnende Worte zum Schluss. Pass auf, dass du nicht mit vollen Elan auf einen Abgrund zu fährst!

In unserer schnelllebigen Zeit ist Geschwindigkeit oft alles. Du musst funktionieren und das Streben nach Perfektion bestimmt dein Leben, sei es Job, Familienleben oder eben Sport. Gerade leistungsorientierte Hobbysportler die Rad- oder Lauf-Marathon, Ironman oder ähnliche ambitionierte Ziele anstreben, drehen aufgrund der zusätzlichen Belastung an der Geschwindigkeitsschraube im Hamsterrad ihres Lebens. Die Folge? Noch mehr Stress. Dieses permanente „höher, schneller, weiter" kann kurzfristig zu einem müden Geist und einem müden Körper führen. Langfristig können sogar schwerwiegende Erkrankungen wie zum Beispiel ein Burn-Out die Folge sein. Doch es gibt eine sehr wirkungsvolle Prävention – Entschleunigung.

Viele stellen sich beim Thema Entschleunigung im Schneidersitz sitzende, meditierende Menschen mit Hang zur Esoterik vor. Doch das ist Quatsch. Auch die landläufige Meinung, dass Entschleunigung nur ein anderes Wort für Faulheit ist, ist ein fataler Irrglauben. Das Gegenteil ist der Fall. Im Grunde genommen geht es beim Entschleunigen nicht unbedingt darum, nichts zu tun, sondern alles langsamer und bewusster mit teilweise erstaunlichen Effekten. Zum Beispiel kannst du einfach mal eine Runde spazieren gehen, statt (ohnehin meist zu schnell) zu joggen. Oder eine gemütliche Wanderung unternehmen, statt mehrere Stunden auf das Rennrad zu steigen. Normalerweise ist Sport der beste Stressabbauer und macht damit bewusste Entschleunigung zwar nicht überflüssig, aber doch weniger notwendig. Anders verhält es sich bei ambitionierten Hobbysportlern, die mehr als fünfmal die Woche trainieren. Dort ist der Sport oft ein weiterer Stressfaktor im Leben. Mir geht es in Phasen intensiven Training so und deshalb nehme ich mir nach dem Saisonende Zeit, ein paar Tage bewusst zu entschleunigen. Dabei steht die Regeneration und nicht die Analyse im Vordergrund.

Wenn du wirklich die Bremse ganz fest treten willst, dann nimm dir mindestens vier Tage Auszeit. Am besten allein oder zu zweit. Die einen schwören dabei auf eine abgelegene einfache Hütte oder ein Kloster, ich bevorzuge ein gutes Hotel in den Bergen. Wieder andere lieben das Zimmer mit Meerblick und wenn das alles nicht möglich ist, geht auch eine Unterkunft auf dem Land. Wichtig ist, dass überwiegend Ruhe herrscht und wenig los ist. Die Hauptsaison eignet sich naturgemäß nicht dafür, doch der Herbst ist zum Beispiel ideal.

In diesen paar Tagen kannst du dir zum Beispiel eine Massage gönnen, einen ausgiebigen Saunatag einlegen oder eine gemütliche (!) Wanderung unternehmen. Oder du liegst einfach nur da und liest ein Buch. Alles Dinge, die in letzter Zeit sicher zu kurz gekommen sind. Entdecke die Langsamkeit und der Stress wird Stück für Stück aus deinem Körper weichen.

Falls du hier mal wieder "Ich habe dafür keine Zeit." gerufen hast, blättere zurück zu Beginn des Buches und lies von vorn. Oder probiere es wenigstens mit Entschleunigung auf die schnelle Art. Ist eigentlich ein Widerspruch, aber kurze Auszeiten kann man einfacher in den Alltag integrieren und diese können auch sehr wirkungsvoll sein. Manchmal genügen wenige Stunden oder auch mal täglich 15 Minuten, um dein Gleichgewicht wieder herzustellen.

Wie wäre es mit einfach mal nur "rumsitzen". Suche dir ein ruhiges Plätzchen am besten draußen und beobachte die Gräser und Bäume im Wind, die Vögel – einfach ein paar wenige Minuten bewusst die Natur wahrnehmen. Oder lege dich hin, höre mit Kopfhörern Musik oder Hörbuch (kein Fachbuch!) und schließe die Augen. Einen Saunatag solltest du dir regelmäßig gönnen. Apropos gönnen - gehe doch einmal wieder richtig gut essen. Mit Kerzenschein und allem was dazu gehört. Auch ein Fernseh- und internetfreier Abend ist eine wirkungsvolle Form der Entschleunigung. Lies doch mal wieder ein Buch. Ok - tust du ja gerade…

Die hohe Schule der Entspannung ist die Meditation. Doch das gelingt nicht jedem, auch mir nicht. Was aber sicher gelingt, ist diese einfache Übung. Setze dich bequem in einen Sessel und konzentriere dich für 3-5 Minuten auf einen Punkt in deiner Umgebung. Das kann eine Kerze sein, ein Baum vor deinem Fenster oder die Kirchturmspitze. Falls deine Gedanken immer wieder abschweifen, hilft eine Art Mantra. Zum Beispiel: „Ich denke an nichts." Klingt albern, funktioniert aber. Mir fällt es zum Beispiel unheimlich schwer, an nichts zu denken und ohne ein solches Mantra ist es unmöglich.

Leistungssteigerung bedeutet eine Folge von An- und Entspannung. Ohne Entspannung und Entschleunigung wirst du dich nicht steigern können und vor allem nicht gesund bleiben.

AUF EINEN BLICK

- Disziplin, Selbstrespekt, Mut, Engagement, Begeisterung, Leidenschaft, Fokussierung sind die Eigenschaften von Dranbleibern.
- Wenn deine Motivation nachlässt, suche dir Mitstreiter.
- Bringe Abwechslung in dein Training
- Belohne dich, aber bestrafe dich nicht.
- Beginne mit 5 Minuten, wenn du mal lustlos bist.
- Musik motiviert, gute Ausrüstung auch.
- Achte auf die richtige Technik.
- Trainiere entsprechend deinem Trainingsziel.
- Ein Trainingsplan hilft dir.
- Dokumentiere dein Training.
- Lass dich von deinen Zielen ablenken und sei flexibel.
- Nutze die Macht der Gewohnheiten.
- Verbessere deine Widerstandsfähigkeit und du wirst Rückschläge verdauen.
- Analysiere deine Misserfolge und ziehe die richtigen Schlüsse.
- Gönne dir regelmäßige Auszeiten zur Entspannung.

Suche dir einen Trainingsplan, passe ihn auf deine Gegebenheiten an und trainiere auf dein erstes Ziel. Dokumentiere dein Training die gesamte Zeit und nimm dir auch die nötigen Auszeiten.

Praxisübung:

Absolviere folgendes kleines Programm zweimal pro Woche und deine Rücken- und Bauchmuskulatur wird stabiler. Dein Rücken wird es freuen, für ein schmerzfreies Arbeiten im Büro und ein freudiges Trainieren.

- **Plank oder Unterarmstütz**
  Positioniere dich wie beim Liegestütz und stütze dich
  auf deine Unterarme. Der Körper sollte eine gerade
  Linie bilden, wie ein Brett. Der Kopf ist dabei die
  Verlängerung der Wirbelsäule und Bauch und Po sind
  angespannt. Dein Blick geht nach unten und in dieser
  Position verharrst du. Beginne mit 15 Sekunden und
  steigere das immer weiter, so lange du es schaffst.
  Sollte es für dich gar nicht möglich sein, so stütze am
  dich am Anfang auf die Knie ab. Wichtig ist die
  Übung, weil sie auch deine Baumuskulatur stärkt.
  Ohne starke Bauchmuskeln auch keine gute
  Rückenmuskulatur.

- **Seitstütz**
  Funktioniert ähnlich wie der Unterarmstütz, nur eben
  auf der Seite. Du stützt die wieder auf deinen
  Unterarm, diesmal nur auf eine Seite und hältst das
  wieder. Andere Seite nicht vergessen.

- **Brücke mit Beinheben**
  Lege dich auf den Rücken, Arme neben dem Körper.
  Deine Beine sind angewinkelt. Hebe nun mit deinem
  Bein- und Pomuskeln dein Becken an, bis es eine
  gerade Linie bildet. Dann streckst du ein Bein aus.
  Bein wieder absenken und das Becken wieder langsam
  Richtung Boden ohne ihn zu berühren. Danach
  wiederholst du das mit dem anderen Bein.

- **Superman**
  Du liegst mit nach vorne gestreckten Armen auf den
  Bauch. Nur aus deinem Rücken hebst du nun Arme,
  Oberkörper und Beine vom Boden. Wenige
  Zentimeter genügen, die Streckung macht es und du
  fliegst wie Superman.

- **Crunches**
  Der Klassiker - liege auf den Rücken und hebe deine Beine in einem 90°-Winkel an. Arme vor der Brust oder hinter dem Kopf. Aus deinen Bauchmuskeln beugst du dich nun langsam nach vorne und hebst die Schultern vom Boden ab. Idealerweise berühren die Schultern während der gesamten Übung den Boden nicht, das erhöht den Effekt.

ZUM SCHLUSS...

Sport wirkt wie ein Medikament, kann aber auch eine Droge sein. Die Dosis macht das Gift. Zu viel führt zu mehr Stress und Überforderung, zu wenig zu gesundheitlichen Einschränkungen und ebenso zu Stress. Du hast die Wahl. Es ist selten zu früh und nie zu spät um anzufangen. Es kommt nur darauf an, ob du es wirklich dauerhaft willst.

Hast du in diesem Buch die Anregungen und Tipps gefunden, um endlich mehr Sport in dein Leben zu bringen? Aus eigener Erfahrung kann ich voller Überzeugung sagen: Es lohnt sich!

Und das eben nicht nur, weil du damit dauerhaft gesünder lebst.

Wenn du bereit für ein aktiveres Leben bist, dann schaue doch mal unter **www.endlich-mehr-sport.de/bonus** vorbei und lade dir die 24-Tage-Challenge kostenlos herunter.

24-Tage Challenge

- Das tägliche Sportprogramm – in drei Stufen geeignet für Einsteiger, Fortgeschrittene und auch Profis
- Eine gesunde und effektive Mischung aus Ausdauersport, Krafttraining und Erholung
- Täglich zwischen 5 Minuten und 90 Minuten sind ausreichend
- Der Fokus liegt auf der Vielfalt – probiere die verschiedenen Einheiten und Übungen und finde Spaß am Sport
- Das motivierende Zitat des Tages
- …und vieles andere mehr…

Registriere dich gleich unter **www.endlich-mehr-sport.de/bonus** und nehme an der kostenlosen Challenge teil.

*Viel Spaß und viel Erfolg
in deinem neuen aktiveren Leben.*

EIN DANKESCHÖN…

Leider lässt sich eine wahrhafte Dankbarkeit mit Worten nicht ausdrücken. (Johann Wolfgang von Goethe)

Dieses Buch wäre nie entstanden ohne die Hilfe von anderen. Deshalb ein dickes **DANKESCHÖN** an alle Beteiligten.

Danke an meine Familie, dass ich mich frei entfalten und das Rückgrat entwickeln konnte, solch ein Projekt zu stemmen. Danke an Kerstin Leicht für die Inspiration zum Morgensport.

Danke an meine Lektoren Lisa, Ina, Anna, Mareike, Pia, Sascha, Hagen und Stefan. Ohne eure zahlreichen Hinweise wäre nicht das entstanden, was es letztlich geworden ist.

Danke an meine treuen Trainingskollegen Yvonne, Freddy und Madlen. Ohne euch wäre der Weg nach Roth und darüber hinaus nicht so bunt und wundervoll geworden. Triathlon mag eine Einzelsportart sein, aber gemeinsam macht es einfach viel mehr Spaß! Das gleiche gilt für alle lieben Bekannten aus dem Trainingslager sowie dem Forum von *triathlon-szene.de*. Arne, da hast du etwas Tolles auf die Beine gestellt!

Danke an alle, die bei der schwierigen Coverauswahl geholfen haben. Vielen Dank an Anja, Anita, Alex, Marc, Tommy, Thomas, Michael, Josef, Melanie, Hagen, Christine, Anke, Torsten, Tobias, Eric, Jörg, Sören, Nadine, Jörg, Dana, Ralf, Dirk, Johanna, Christoph, Andi, Gerald, Andreas, Jana, Kerstin, Christopher, Eva, Andrea, Tino, Julian, Markus, Daniel, Martina, Otto, Uli, Frank, Julia, Benjamin, Christian, Matthias, Ronny, Sylvia, Danny, Maren, Heiko, Georg, Gordon, Eileen…

ÜBER DEN AUTOR

Mein Name ist **Torsten Pretzsch**, ich lebe in München und habe die 40 gerade überschritten. Ich bin sehr vielseitig interessiert und habe viele Hüte auf – bin unter anderem Teamleiter, Projektmanager, leidenschaftlicher Hobbysportler, Ingenieur, seit mehr als 15 Jahren als Webmaster diverser Internetseiten aktiv, Blogger und Eishockey-Fan.

Mein spannender, abwechslungsreicher, aber auch sehr fordernder Job in Kombination mit dem immer zeitaufwändiger werdenden Hobby Triathlon führte vor mehr als 5 Jahren zur dringenden Notwendigkeit, mich notwendigerweise vermehrt mit Zeitmanagment zu beschäftigen.

Ich probierte unheimlich viel aus, fand Gefallen an den Methoden und Möglichkeiten, änderte in meiner Arbeit und vor allem in meinem Alltag allmählich immer mehr. Das perfekte System habe ich dabei nicht gefunden, ein für mich sehr gut funktionierendes System dagegen schon.

Dadurch stieg die Erfahrung und immer mehr Leute fragten mich zu den Themen aus. Da ich mein Wissen unheimlich gerne teile, hielt ich erste Vorträge über Zeitmanagement. Zeit kann man bekanntlich jedoch nicht managen, deshalb finde ich Selbstmanagement einfach passender. Mit der Zeit entstand dann die Idee zu diesem Buch und dem dazugehörigen **ausdauerblog**.

ÜBER AUSDAUERBLOG.DE:

- Fühlst du dich manchmal gestresst und müde?
- Vergisst du Dinge aus deinem Alltag?
- Erreichst du deine Ziele nicht? Oder setzt dir gar keine?
- Lässt du dich leicht ablenken und schiebst Unangenehmes auf?
- Schaffst du den Spagat aus Job, Familie und deinen Hobbys nur mit Müh und Not?
- Du hast eigentlich gar keine Zeit für Sport? Hättest es aber gerne?

Falls du eben auch nur einmal genickt hast, dann bist du im ausdauerblog richtig. Der ausdauerblog unterstützt dich auf deinem Weg zu einem besseren Selbstmanagement und endlich mehr Sport in deinem Leben. Finde die richtige Einstellung und benutze die besten Methoden und Tools dafür.

www.ausdauerblog.de

QUELLEN

"Was erfolgreiche Sportler anders machen - Die F-AS-T Formel" - Wolfgang und Frederike Feil, Forschungsgruppe Dr. Feil; 2. Auflage 2014

"Ich breche aus!: Wie Sie in 21 Tagen den Alltag durchbrechen und entdecken, was wirklich wichtig ist" - Michael Leister, CreateSpace Independent Publishing Platform 2015

"Bekenntnisse eines Nachtsportlers" - Wigald Boning, rororo; 4.Auflage 2007

"Dranbleiben!, Warum Talent nur der Anfang ist" - Lukas Podolski, Gabriel Verlag 2014